創傷治療・ケアの
ストラテジー

創傷の見かた

全身状態の診かた

[編著]

松村 一　溝上祐子

照林社

■序文
創傷専門家の頭の中の「知識と戦略」を見る

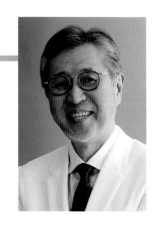

　「創傷」を取り巻く環境は、この30年で大きく変化してきました。熱傷や外傷は、各種の予防措置により減少傾向が続いております。1990年代に多くみられた、追い焚き式で高温となった風呂で受傷する熱傷はほとんど見られなくなりました。これは、熱傷を負わないような温度のお湯が給湯される風呂に置き換わったためです。自動車のフロントガラスも、割れても細かい鋭利なガラスが飛び散ることはなくなり、フロントガラス損傷という顔面の多数の切創も見なくなりました。

　逆に、糖尿病や高血圧・動脈硬化といった生活習慣病の罹患率が高くなり、なおかつ、これらにおける心臓や卒中などの合併症管理が進んで高寿命化しました。この結果として、末梢虚血や糖尿病による足の潰瘍などの慢性創傷が急速に増えてきました。また、社会の高齢化がどんどん進んでいくなかで、褥瘡を抱える患者も増加しています。これらとともに、高度技術を要する手術が、全身状態の十分でない患者や合併症のある患者にも行われるようになり、手術部位感染症の患者も増えてきました。

　このような変化により、慢性創傷や感染した創傷、そのうえ全身状態も十分でない、つまり難治性の創傷が増え、その管理に多くの医療知識とマンパワーが必要になってきています。現在は、創傷の専門医が中心となって、看護師、内科医、血管外科医、リハビリテーションをはじめとする多くの医療従事者が、チームでこれらの創傷を見ています。そして、創傷チームのなかでの皮膚・排泄ケア認定看護師（WOCナース）の役割は大きくなってきています。

　今回、創傷管理関連の特定行為研修の講義をする機会に恵まれました。そのなかで、創傷外科を専門とする医師の頭の中をWOCナースの方々にも理解してもらいたいと思い、実際の臨床症例を挙げて、その治療計画をどう立案していくかの講義をしました（これが本書Part3の一部になっています）。講義を重ねていくうちに、創傷外科の専門医の頭の中を、創傷チームと共有するための書籍があってもよいのではないか、と思うようになりました。そこで、溝上先生のご協力を得て本書を企画することができました。この企画に賛同していただいたすべての皆様と照林社に深く御礼をいたします。

　では……、創傷の専門家の頭の中の「知識と戦略」を見てみましょう！

2022年1月

東京医科大学形成外科学分野主任教授

松村　一

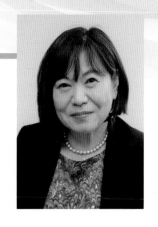

■序文
創傷を見る、全身管理を診る力を備える

　今から25年前、1996年にWOC（創傷・オストミー・失禁）看護（現：皮膚・排泄ケア）の教育が開始されました。それから創傷ケアの専門性の高い看護師として、特に褥瘡などの慢性創傷に取り組み、「予防」から「治す」ことに注力してきました。しかし、2021年を迎え、少子超高齢社会である現在、複数疾病を抱える高齢者が増加するなど疾病構造は変化し、　地域・在宅において介護と連携した医療の推進という医療提供体制の転換を受け、「治し支える」医療に移行しつつあります。今後問題となるのは、高齢者の増加に伴い医療ニーズが増大するにもかかわらず、生産年齢人口の減少により、医師や看護師等の医療者の数が足りなくなるということです。これからは、医療ニーズが高い高齢者を医療現場だけで受け入れることは不可能に近く、創傷管理の視点でみると、重篤な感染や外科治療などを要する場合、短期間、医療施設に入院しますが、それ以外は在宅や介護福祉施設等で診ていくことが通常になると想定されます。また、創傷の対象は、褥瘡よりも慢性疾患や重度合併症の発生から下腿潰瘍などの慢性創傷が増加することが見込まれます。

　こうした医療の未来を見据えて「特定行為に係る看護師の研修制度」が2015年から施行されました。冒頭にお話しした皮膚・排泄ケア認定看護師の教育にも、2020年よりこの特定行為研修が組み込まれました。これまで、創傷管理において専門性が高いといわれた認定看護師の教育も、新たに病態判断力や臨床推論力を強化することが求められています。これまでの創傷の見かたがどう変わるのか、全身管理を診る力を備えるとはどういうことか、その疑問に答えるために本書を企画いたしました。まさに、日本の医療を支えていくのは読者の皆様です。創傷管理を専門とする医師や看護師など、多くの方に手に取っていただければ幸いです。

2022年1月

公益社団法人日本看護協会看護研修学校認定看護師教育課程長

溝上祐子

CONTENTS

column

装丁：小口翔平（tobufune）　　本文イラストレーション：今﨑和広、たかなかな　　本文DTP：明昌堂

執筆者一覧 （敬称略）

■ 編著

松村　一	東京医科大学形成外科学分野主任教授
溝上祐子	公益社団法人日本看護協会看護研修学校 認定看護師教育課程長

■ 執筆 （執筆順）

木下幹雄	TOWN訪問診療所院長・理事長
田中マキ子	山口県立大学副学長、看護栄養学部教授
加瀬昌子	地方独立行政法人総合病院国保旭中央病院看護局スキンケア相談室、皮膚・排泄ケア特定認定看護師
元村尚嗣	大阪市立大学大学院医学研究科形成外科学教授
村田直隆	東京医科大学病院循環器内科助教
田中里佳	順天堂大学大学院医学研究科再生医学・医学部形成外科学講座教授 順天堂医院足の疾患センター センター長
藤井美樹	順天堂大学大学院医学研究科再生医学・医学部形成外科学講座准教授
中村　造	東京医科大学病院感染制御部・感染症科准教授
仲上豪二朗	東京大学大学院医学系研究科老年看護学/創傷看護学分野准教授
真田弘美	東京大学大学院医学系研究科老年看護学/創傷看護学分野教授 東京大学大学院医学系研究科附属グローバルナーシングリサーチセンター センター長
清水昌美	深谷赤十字病院看護部、皮膚・排泄ケア特定認定看護師
池田弘人	帝京大学医学部救急医学講座准教授
関根祐介	東京医科大学病院薬剤部
吉村美音	東京医科大学病院看護部、手術看護認定看護師
帶刀朋代	東京医科大学病院看護部、皮膚・排泄ケア認定看護師
松岡美木	埼玉医科大学病院褥瘡対策管理室、皮膚・排泄ケア特定認定看護師
石井光子	国立国際医療研究センター病院看護部、皮膚・排泄ケア認定看護師
伊藤謹民	東京医科大学病院形成外科助教
志村知子	日本医科大学付属病院看護部、急性・重症患者看護専門看護師、皮膚・排泄ケア認定看護師
間宮直子	大阪府済生会吹田病院看護部、皮膚・排泄ケア特定認定看護師

1

創傷管理に必要な
基本的知識

創傷の基本と治療に関する基礎知識

木下幹雄

| POINT |

● 創傷治癒過程は「出血・凝固期」「炎症期」「増殖期」「表皮形成期」に分類される

● 創傷治癒を得るための考え方（創面環境調整：WBP）を達成するために適正化すべき4つの治癒阻害因子を「TIME」という

● 「TIME」を十分理解し正しく介入することで、正常な創傷治癒促進が期待できる

創傷治癒の基本的な流れ

　組織損傷や組織欠損が発生すると、生体では損傷を修復するための反応がすみやかに開始する。この一連の修復過程のことを創傷治癒過程と呼ぶ。具体的には、まず欠損した組織を一時的に閉鎖するため、局所的に血液が凝集し血餅が形成される。このステージは「出血・凝固期」と呼ばれ、血小板からさまざまなメディエーターが放出され創傷治癒の起点と考えられている。その後、放出されたメディエーターによってマクロファージを含む炎症性細胞が遊走して集まり、異物や細菌などを排除する「炎症期」が訪れる。炎症が軽快すると線維芽細胞が創部へ集まり、さかんに増殖する。線維芽細胞はコラーゲンを生成して増大し、その中へ血管新生が進み血流のよい肉芽組織を形成する。この時期を「増殖期」と呼ぶ。ある程度、創部が肉芽組織で充填されると、周囲より表皮細胞が肉芽の上に遊走し、「表皮形成期」が進行する。完全に上皮化が完了した時点で治癒と判断される（図1）。

慢性創傷はなぜ治りにくいか

　慢性創傷とは、「基礎疾患がある場合などで、治癒が遷延している創傷で糖尿病性壊疽、重症虚血肢、褥瘡などであり、**治癒に4週間以上かかるもの**」を指す。しかし、前述の創傷治癒が滞りなく進行すれば、治癒に長期間を要することはないはずである。それでは、なぜ慢性創傷は治りにくくなってしまうのだろうか。慢性創傷と呼ばれるキズのなか

図1　創傷治癒過程
創傷の治癒機転の開始

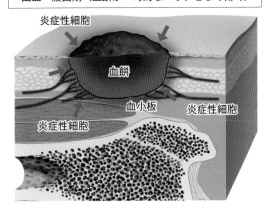

出血・凝固期（血餅が一時的なバリアとして働く）

炎症性細胞

血餅

血小板

炎症性細胞

炎症性細胞

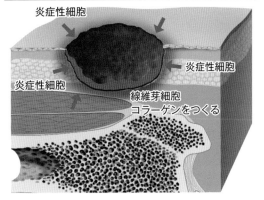

炎症期

炎症性細胞

炎症性細胞

炎症性細胞

線維芽細胞
コラーゲンをつくる

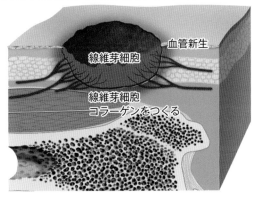

増殖期

線維芽細胞

血管新生

線維芽細胞
コラーゲンをつくる

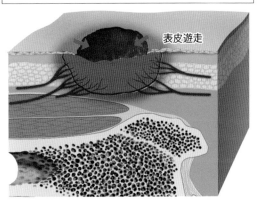

表皮形成期

表皮遊走

円滑な創傷治癒では「出血・凝固期」「炎症期」「増殖期」「表皮形成期」がすみやかに進行する。

には、スムースな創傷治癒の流れを阻害する要因が複数存在することが知られている。つまり、これらの治癒阻害要因を特定し、きちんと取り除くことができれば、正常な創傷治癒の促進が期待できると考えられる。

創傷治癒を促すwound bed preparationとは

　2000年、Falangaらは創部の表面を適切な状態に保持しなければ創傷治癒が得られないと考え、wound bed preparation（WBP：創面環境調整）という考え方を提唱した。つまり、さまざまな治療材料を使用する前に、創床（wound bed）の状態を準備（preparation）すべきと考えたわけである。

　具体的にWBPを達成するためには、4つの治癒阻害因子を評価し、適正化する必要があると考えられている。その4つの因子は、それぞれの頭文字を取って「TIMEコンセプト」と呼ばれている。

● T：Tissue non-viable or deficient
（活性のない壊死組織、組織の損傷）への
介入

　壊死組織や損傷した組織が創面に残存して
いると、細菌が繁殖しやすく炎症も遷延しや
すい。創傷治癒を促すためには、創面に残存
する不活性な組織を定期的に除去する処置を
行うことが望ましい。

● I：Infection or inflammation（感染
または炎症）への介入

　細菌感染が存在すると炎症が遷延するた
め、適切な対処が不可欠である。介入方法と
しては、しっかりとした洗浄、抗菌性外用薬
や創傷被覆材の選択が重要である。

● M：Moisture imbalance（湿潤のアン
バランス）への介入

　創面が乾燥すると、上皮化が妨げられる。
逆に、慢性創傷の滲出液が過剰に存在すると

創縁の細胞が障害されるため、滲出液のバラ
ンスを保つことも大切である。

● E：Edge of wound non-advancing
or undermined（創辺縁の治癒遅延ま
たは皮下ポケット）への介入

　硬く瘢痕化した創縁では表皮細胞の活性が
低下しており、上皮化が妨げられている。ま
た、皮下ポケットが形成されている部分でも
同様に上皮化は進みにくい。難治化した創縁
はリフレッシュし、活性の高い上皮細胞を誘
導する必要がある。

＊

　なかなか治らない慢性創傷をいかにして急
性創傷の状態に近づけて治癒へと導くか、そ
の解決策として提言されたWBPから
principles of WBP（WBPの原則）とも呼ば
れるTIMEコンセプトが生まれ、さらにWBP
アルゴリズムへと発展した（図2）。

具体的な日常処置への落とし込み

1．T：Tissue non-viable or deficient（活性のない壊死組織、組織の損傷）

　壊死組織や不活性の組織を取り除く方法と
しては、複数のデブリードマンオプションが
存在するが、患者の全身状態や局所の状態を
考慮して適切な方法を選択する必要がある。
第一の方法としては外科的デブリードマンが
挙げられる。この方法は、文字どおり外科的
に壊死組織を取り除く方法であるが、麻酔下
に電気メスなどを用いて手術室などで切除す
る方法のほか、ベッドサイドでの処置の一環
として、壊死組織を少しずつ剪刀などで切除
するシャープデブリードマンなどの方法が挙
げられる。そのほか、鋭匙を用いて表面のや
わらかい組織を取り除く方法や、ガーゼでこ
すり落とすなどの機械的デブリードマンも有
効であるとされている。また近年、高圧水流

や超音波を用いたデブリードマンの機器が開
発され、健常組織への侵襲性を低く抑え、痛
みや出血は少ないが、バイオフィルムの除去
効果が高い選択肢が増えてきている（図3）。

2．I：Infection or inflammation（感染または炎症）

　感染や炎症への対策としては、近年バイオ
フィルムのコントロールが重要視されてい
る。バイオフィルムとは、細菌が自分にとっ
て都合のよい生息環境を獲得するために分泌
する粘液質なムコ多糖類の複合体を指す。バ
イオフィルムが存在すると、抗生物質や抗菌
薬が作用しにくくなり、内部の細菌が繁殖し
やすく、感染や炎症が遷延することになる。
バイオフィルムの管理としては、「物理的な
除去」と「再形成予防」が重要とされてい
る。「物理的な除去」は前述のデブリードマ

図2　WBPアルゴリズム

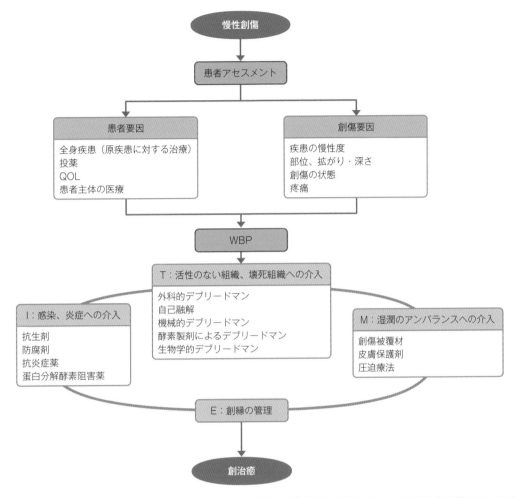

慢性創傷

↓

患者アセスメント

患者要因
全身疾患（原疾患に対する治療）
投薬
QOL
患者主体の医療

創傷要因
疾患の慢性度
部位、拡がり・深さ
創傷の状態
疼痛

WBP

T：活性のない組織、壊死組織への介入
外科的デブリードマン
自己融解
機械的デブリードマン
酵素製剤によるデブリードマン
生物学的デブリードマン

I：感染、炎症への介入
抗生剤
防腐剤
抗炎症薬
蛋白分解酵素阻害薬

M：湿潤のアンバランスへの介入
創傷被覆材
皮膚保護剤
圧迫療法

E：創縁の管理

創治癒

創傷治癒のためには創部の局所評価のTIMEコンセプトのほか、患者の全身状態を含めたアセスメントがより重要視されWBPアルゴリズムへと発展した。
Flanagan M：The philosophy of wound bed preparation in clinical practice. Smith & Nephew Medical Ltd, 2003:1-34より引用し訳出のうえ改変
松崎恭一：Wound bed preparationとTIME．市岡滋，須釜淳子編．治りにくい創傷の治療とケア．照林社，東京，2011：13．より引用

図3　さまざまなデブリードマンオプション

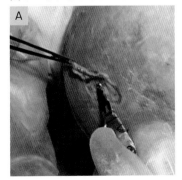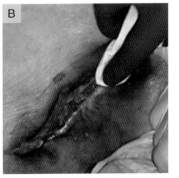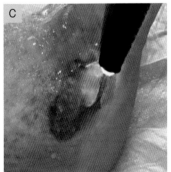

A：シャープデブリードマン、B：機械的デブリードマン、C：超音波デブリードマン。

ンを定期的に行う「メンテナンスデブリード
マン」が最も有用性が高い。そして、日常よ
り徹底した洗浄が推奨される。具体的には、
石けんなどの界面活性剤を用いて洗浄するこ
とで、より効率的に、表面に付着する汚染物
質や細菌、バイオフィルムを取り除くことが
可能である。また、洗浄方法については複数
のガイドラインが報告されているが、いずれ
も大量の洗浄液を用いること、表面に一定の
圧力をかけて洗浄を行うことなどが推奨され
ている[1]。洗浄液に関しては、ガイドライン
では水道水を用いても問題ないとされてい
る[2]。それらから総合的に考えると、理想的
な洗浄は浴室での入浴やシャワー洗浄である
と考えられる。

バイオフィルムの「再形成予防」に関して
は、適切な抗菌性外用薬や抗菌性創傷被覆材
の選択が重要となる。抗菌性外用薬は、創部
からの滲出液の量と壊死組織、感染の状況に
より適切な薬剤を選択する。創部の水分量が
少なく、乾燥のため硬い壊死組織が付着して
いる潰瘍では水分を付加し、銀による抗菌効
果が期待できるゲーベン®クリームを使用す
る。一方で、創部からの滲出液の量が多く感
染に配慮が必要な症例では、吸水性の高い抗
菌薬としてヨウ素を使用しているユーパスタ
コーワ軟膏やカデックス®軟膏のような親水
性軟膏を選択すべきである。ゲンタシン®軟
膏などの抗生物質含有軟膏も選択可能だが、
長期間の使用は耐性菌の出現と関連するた

め、短期間で治癒する急性期の外傷に限定し
て使用すべきであると考えられる（**表1**）。

そのほか、近年ではさまざまな抗菌性創傷
被覆材が開発され、臨床現場へ応用されてき
ている。わが国において、創傷被覆材に添加
されている抗菌薬は複数あるが、それぞれの
薬剤で抗菌作用に違いがある。概要の一覧を
表2に示す。

ポリヘキサメチレンビグアナイド（PHMB）
はプロントザンというジェル状の異形型創傷
被覆材に含有される成分であるが、コンタク
トレンズの保存液などにも使用されており、
人体に対する安全性が高く、除菌性能と抗ウ
イルス性能のほか、バイオフィルムを30％程
度減少させる効果が報告されている。

銀は最も広く創傷被覆材に含有されている
抗菌成分である。広い抗菌活性に加え、耐性
が生じにくく、人体への安全性が高いことが
知られており、医療用以外にも多く活用され
ている。一方、銀イオンは、抗菌活性は高い
がバイオフィルムを破壊する効果はないた
め、金属キレート剤であるエチレンジアミン
四酢酸（EDTA）や界面活性剤である塩化ベ
ンゼトニウム（BC）が付加された製品も開
発・導入されている。

また、まったく違うアプローチで、バクテ
リアによる負荷（Bacterial Burden）を軽減
する素材も開発されている。Sorbact®は、バ
クテリアが疎水性の物体に吸着されやすい性
質に着目して開発された製品であり、創部の

表1 代表的な抗菌性外用薬

薬剤	薬効成分	特徴
ゲーベン®クリーム1％	スルファジアジン銀	●患部に水分を与え湿潤させる ●銀イオンによる抗菌効果がある
ユーパスタコーワ軟膏	精製白糖・ポビドンヨード	●滲出液を吸収する ●ヨウ素による抗菌効果がある
ヨードコート軟膏0.9％ カデックス®軟膏0.9％	ヨウ素・吸水性ポリマー	●滲出液の吸収量が大きい ●ヨウ素による抗菌効果が長時間持続
ゲンタシン®軟膏など	ゲンタマイシン（抗生物質）・ワセリン	●油脂性基材による保湿効果 ●抗生物質による抗菌効果

表2　代表的な創傷被覆材に使用されている局所抗菌・抗バイオフィルム剤

創傷被覆材	薬効成分	抗菌・抗バイオフィルム効果
プロントザン	ポリヘキサメチレンビグアナイド（PHMB）	●高い除菌力と安全性がある ●黄色ブドウ球菌の99.9%を殺菌 ●バイオフィルムの量を28～37%削減
メピレックス®Ag ハイドロサイト®銀 アクアセル®Ag バイオヘッシブAgなど	銀	●銀イオンがバクテリアに結合することでバイオフィルム内の細菌類の活動性が低下する。バイオフィルムの破壊作用はない
アクアセル®Agアドバンテージ	銀-エチレンジアミン四酢酸（EDTA）-塩化ベンゼトニウム（BC）	●銀＋EDTA＋BCの組み合わせの存在下では銀の殺菌作用に加え、バイオフィルムが根絶された
Sorbact®	含有なし	●被覆材のもつ疎水性の性質によりバクテリアを直接吸着する ●バイオフィルムの破壊作用はない

図4　創傷被覆材の素材による滲出液吸収量の違い

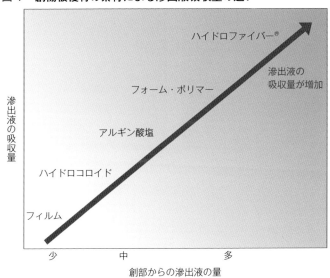

数日に1回程度の交換ですむ素材を適宜選択する。

表面に留置し処置のたびに交換することで、物理的に細菌類を剥がし取る創傷被覆材である。

　創傷被覆材の選択に関しては湿潤コントロールも関係してくるため総合的に判断する必要があるが、それぞれの特徴を理解して使用と再検討を繰り返し、創傷に対して理想的なものを選択できるように心がけたい。

3．M：Moisture imbalance（湿潤のアンバランス）

　湿潤環境の適正化に関して、創傷治癒にお

いて湿潤環境が治癒を促進することは周知の事実であるが、過剰な滲出液は炎症を遷延させやすく、周囲の上皮も浸軟し損傷を受けやすくなるため、治癒にとって相応しくないと考えられている。創傷の表面を適度な湿潤環境に保つことが治癒促進には重要とされている。「適度な湿潤環境」の表現が曖昧でわかりにくいが、数日に1回程度の交換か、最低でも1日1回程度の交換になるように創傷被覆材や軟膏を選択すべきである（図4）。

4. E：Edge of wound non-advancing or undermined（創辺縁の治癒遅延または皮下ポケット）

前述のように、角質が硬く肥厚し瘢痕化した創縁やポケット形成した潰瘍では、炎症が遷延しやすく、上皮細胞の活性も低下し上皮化の進行が妨げられるとされている。肥厚・瘢痕化した辺縁では、古い角質を可能な限り取り除き、段差を平坦にすると同時に活性の高い健康な表皮細胞を誘導するようにすると上皮化が再開しやすくなる（図5）。

ポケット形成した創傷では、内部に汚染物質がたまり治癒遅延となりやすい。適宜、切開・デブリードマンすることで、結果的に上皮化を早めることができる（図6）。

図5　肥厚・瘢痕化した辺縁

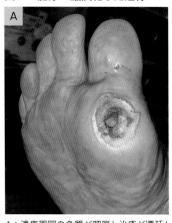 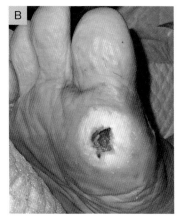 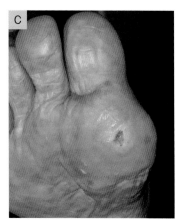

A：潰瘍周囲の角質が肥厚し治癒が遷延していた。
B：周囲の肥厚した角質を除去し新鮮な上皮を創縁に露出した。
C：上皮化が進行し創部が縮小している。

図6　腹部縫合後　ポケット形成

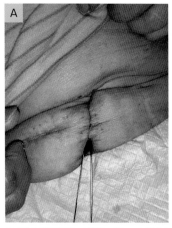 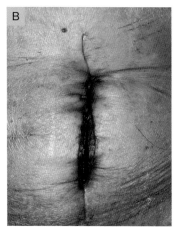 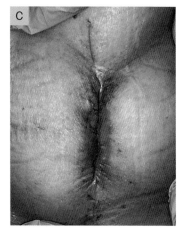

A：縫合創が感染・離開しポケット形成となった。
B：局所麻酔下に切開、デブリードマンを施行。
C：4週間後、上皮化が得られている。

まとめ

創傷治癒に必要な基礎知識と治療戦略を立てるうえで重要な、WBPについて解説した。治療するための機器や素材は新しいものが次々と開発されているが、治療のために必要な根本的概念は共通している。TIMEコンセプトを十分に理解して、実際の臨床現場で生かしてもらえたら幸いである。

引用文献

1. RNAOホームページ：Assessment and Management of Pressure Injuries for the Interprofessional Team, Third Edition. https://rnao.ca/sites/rnao-ca/files/Pressure_ Injuries_BPG.pdf（2022/1/20アクセス）

2. 日本形成外科学会，日本創傷外科学会，日本頭蓋顎顔面外科学会編：形成外科診療ガイドライン2 急性創傷/瘢痕ケロイド 急性創傷/感染創/ケロイド・肥厚性瘢痕．金原出版，東京，2015：14.

---

column

湿潤のアンバランスを調整する創傷被覆材①：その機能と構造

創傷被覆材の最も大切な機能は、創面から滲出液を適切に吸収し、湿潤環境を提供して良好な創傷治癒の環境をもたらすことである。それ以外にも、外部からの細菌や異物のコンタミネーションを避けること、交換時に、再生してきた表皮を傷つけることなく疼痛を軽減すること、周囲の正常皮膚の浸軟を避けること、必要に応じて適度な粘着性をもち簡便に使用できること、必要に応じて抗菌性を有すること、などの機能が求められる。

このような機能を実現させるために、創部・周囲皮膚に密着するコンタクトレイヤー、滲出液を吸収する保水レイヤー、外部とのバリアや保水レイヤーの滲出液の蒸散を促すアウターレイヤーといった多層の構造をもつものが多く市販されている。このような多層構造をもたない単純なファイバー素材のもの（ハイドロファイバー®やアルギン酸塩）やコンタクトレイヤーと保水レイヤーをかねるハイドロコロイドなどもある。

コンタクトレイヤーには、シリコン粘着剤やアクリル接着剤、その他が使われる。保水レイヤーには、ハイドロコロイド、不織布、フォーム材などが用いられる。アウターレイヤーとしては、ポリウレタンフィルムなどが使われる。

（松村 一）

創傷ケアの最新知識

溝上祐子

| POINT |

● 超高齢少子化社会が進むなかでの創傷管理には、病院で行われる治療と同等の質の医療を在宅や介護福祉施設等でも継続して提供することが必要である

● 創傷管理の新しい概念「Wound hygiene（創傷衛生）」は「洗浄」「デブリードマン」「創縁の新鮮化」「創傷の被覆」の4つのステップから構成されている

創傷ケアを取り巻く医療の変化

　2025年に向けて超高齢少子化社会が進み、医療は地域包括ケアシステムへと変革されてきた。高齢者人口は2040年前後をピークに減少すると推定されているが、減少幅は大きくないため高齢化はさらに進展していく。問題となるのは、生産年齢人口の減少により世代間の不均衡はさらに進展することで、2040年の推計では、現役世代人口対高齢者人口は1.5対1.0とされている（図1）。高齢化がさらに進展していくということは、医療ニーズが高い高齢者を医療現場だけで受け入れることは不可能に近く、現在のように看護師が新たに養成されることも期待できないということである。創傷管理の視点でみると、医療ニーズ

のある慢性創傷をもつ患者は手術や血行再建などを要する場合、短期間は医療施設に入院できるが、それ以外は在宅や介護福祉施設等で診ていくことが通常になると想定される。これからの創傷管理に必要なことは、効率よく（頻回な創傷処置を要せず）、重症化を予防しながら、病院で行われる治療と同等の質の医療を、在宅や介護福祉施設等でも継続して提供していくことである。そのためには、在宅や地域においても高度創傷管理が行える人材を養成していくことが喫緊の課題である。その人材は、創傷管理技術の習得だけでなく、病態判断力や臨床推論力を強化した医療者でなければならない。

図1　高齢化の推移と将来推計

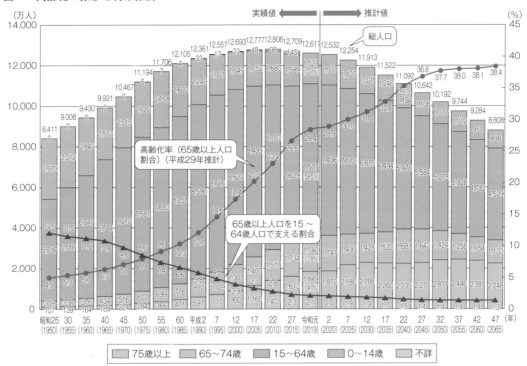

内閣府：令和2年度版 高齢社会白書，第1章 高齢化の状況．第1節 高齢化の状況高齢化の状況．より引用
https://www.8.cao.go.jp/kourei/whitepaper/w-2020/zenbun/pdf/1s1s_01.pdf

新しい創傷管理「Wound hygiene（創傷衛生）」

2020年に英国の創傷ケア専門雑誌『International Wound Journal』に「Wound hygiene（創傷衛生）」に関するコンセンサスドキュメントが掲載された[1]。Wound hygieneの考え方で創傷管理を進めると、多くの難治性創傷に悪影響を与えているバイオフィルムに早期に対処できるようになり、治癒促進をはじめ、創傷ケアにかかわる労力の負担や経済的負担の軽減、創傷をもつ人の回復への満足感の獲得など、多くのメリットをもたらすとされている。

これまで、難治性創傷はバイオフィルムの存在が治癒を遅延させたり、妨げたりしていることが周知されるようになり、日本でもクリティカルコロナイゼーション（臨界的定着）として認識され、抗菌薬の使用やメンテナンスデブリードマンが行われてきた。また、他の国でも創傷ケアの医療費は経済に影響を及ぼしていることが問題となっている。その背景には、高齢者人口の増加、血管疾患、糖尿病、肥満などの加齢や生活習慣に関連した疾患の増加、抗生物質の乱用と抗生物質耐性の増加などが挙げられる。

そうしたなか、専門家諮問会議においてWound hygieneのコンセプトが考案された。これは、手を洗い、歯磨きをし、シャワーで体を洗うことで清潔さを保つなど、細菌を除去するために毎日基本的な衛生管理を行うのと同様に、創傷に基本的な衛生管理を適用するべきであるという前提に基づいている。

Wound hygieneは、「①cleanse：洗浄」「②debride：デブリードマン」「③refashion：創縁の新鮮化」「④dress：創傷の被覆」の4つのステップから構成されている（**図2**）。特に「①cleanse：洗浄」では、これまで行われていた創の洗浄方法では不十分であると指摘されている。生理食塩水や微温湯を用いた流水洗浄では、創面に付着したバイオフィルムや創面をコーティングするように付着している蛋白質成分の異物を除去することができないからである。そこで、コンセンサスドキュメントでは、バイオフィルムやコーティングされた異物を効果的に除去するために、界面活性剤を含んだ創傷洗浄剤を使用するよう推奨されている（**図3**）。界面活性剤は液体と個体（異物やバイオフィルムなど）の間の表面張力や界面張力を低下させ、個体成分を分離させるのに役立ち、クレンジングパッドや不織布でより簡単に除去することができる。

「②debride：デブリードマン」「③refashion：創縁の新鮮化」「④dress：創傷の被覆」については**表1**（p.14）に示す。

図2　Wound hygieneの4つの行動

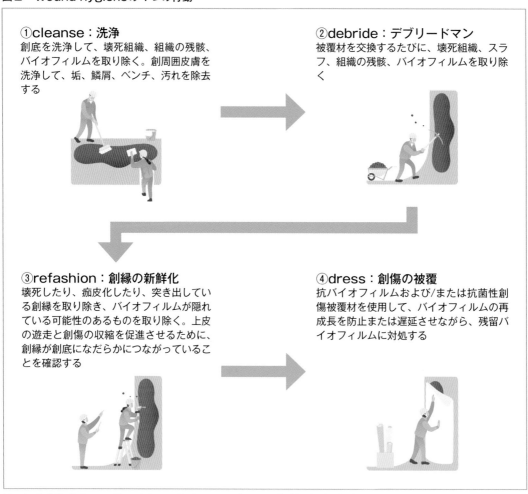

①cleanse：洗浄
創底を洗浄して、壊死組織、組織の残骸、バイオフィルムを取り除く。創周囲皮膚を洗浄して、垢、鱗屑、ベンチ、汚れを除去する

②debride：デブリードマン
被覆材を交換するたびに、壊死組織、スラフ、組織の残骸、バイオフィルムを取り除く

③refashion：創縁の新鮮化
壊死したり、痂皮化したり、突き出している創縁を取り除き、バイオフィルムが隠れている可能性のあるものを取り除く。上皮の遊走と創傷の収縮を促進させるために、創縁が創底になだらかにつながっていることを確認する

④dress：創傷の被覆
抗バイオフィルムおよび/または抗菌性創傷被覆材を使用して、バイオフィルムの再成長を防止または遅延させながら、残留バイオフィルムに対処する

Murphy C, Atkin L, Swanson T, et al：International consensus document. Defying hard-to-heal wounds with an early antibiofilm intervention strategy：wound hygiene. J Wound Care 2020；29（Suppl 3b）：S9.
（日本語訳）市岡滋，真田弘美，館正弘，他：早期の抗バイオフィルム介入戦略で難治性創傷を克服する：Wound hygiene/創傷衛生．コンバテックジャパン，東京，2020：S9．より引用

図3　界面活性剤を含んだドレッシング材や創傷洗浄剤

アクアセルAg®アドバンテージ
（コンバテック ジャパン株式会社）

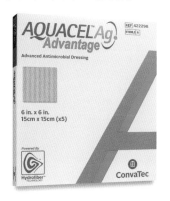

プロントザン
（ビー・ブラウンエースクラップ株式会社）

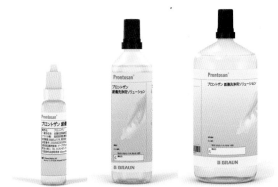

これからの創傷管理

　これからの創傷管理は、治療現場が病院から在宅や施設に移っていくことを考えると、さらなる効率性が求められる。いかにWound hygieneを活用した管理方法が実現できるかにかかっている。

　これまでと同様の処置方法で治癒困難な慢性創傷を管理するには、最低でも毎日の洗浄とドレッシング材の交換が必要となる。しかしこの方法は、高齢者人口がピークを迎える2040年に向けて訪問看護師の人数が足りなくなることを予想すると、労力の確保という意味でその継続は困難である。また、毎日処置を行っても細菌の増殖が上回る場合は、全身的に影響を及ぼす感染のリスクを抱えていく

ことになり、重症化予防は不可能である。病院等と同様の医療サービスが受けられるように、在宅や施設でも界面活性剤を含有するドレッシング材等を使用できるように整え、タイムリーにデブリードマンができる人材（例えば特定行為研修修了看護師）の確保など、具体的に医療体制を構築することが必要となってくるであろう。

　あらゆる場で創傷管理に携わる医療者は、これからも進歩する創傷管理方法の情報をキャッチしながら経験を積み、最終的には患者にとってあらゆる場で平等な治療が受けられるよう努力していかなければならない。

引用文献

1. Murphy C, Atkin L, Swanson T, et al：International consensus document. Defying hard-to-heal wounds with an early antibiofilm intervention strategy：wound hygiene. J Wound Care 2020；29（Suppl 3b）：S1-S26.

（日本語訳）市岡滋, 真田弘美, 館正弘, 他：早期の抗バイオフィルム介入戦略で難治性創傷を克服する：Wound hygiene/創傷衛生. コンバテック ジャパン, 東京, 2020.

表1　Wound hygieneの内容

内容	活動	ツール	論理的根拠
①cleanse 洗浄	●創底を十分に洗浄して、表面の壊死組織、創傷の組織の残骸、異物の破片、バイオフィルムを除去する。創周囲皮膚を洗浄して、鱗屑や胼胝を取り除き、その範囲の汚染を除去する。必要に応じておだやかな力で、創傷周囲10〜20cm範囲の皮膚を洗浄する。理想的には、表面と創周囲の洗浄を助けるために、消毒薬や抗菌薬入りの洗浄液や界面活性剤溶液を使用する	●ガーゼまたは市販のクレンジングパッド ●創傷および創周囲皮膚のための消毒剤または抗菌洗浄剤、または界面活性剤 ●医療用皮膚クレンジングワイプ ●鉗子	●生理食塩水や水ですすいだり洗い流すだけでは、バイオフィルムは除去できない[1]。意図的に洗浄し、適切なツールや洗浄剤を用いて洗浄することで、創底をデブリードマンのために準備することができる。創周囲皮膚を洗浄して汚染源を取り除くことが不可欠である
②debride デブリードマン	●付着しているすべての壊死組織、創傷内の異物およびバイオフィルムを除去する。点状出血が生じるまで続け（患者がそれを承知し、耐えることができる場合、および各国でその行為が許可されている場合）、創底を創傷被覆材の効果が最適になるコンディションにしておく。残っている組織の残骸を取り除くために、デブリードマンの後、創底を再度洗浄しなければならない	●機械的、シャープ、超音波、または生物学的なデブリードマン ●創傷と創周囲皮膚をデブリードマン後に洗浄するには、消毒薬や抗菌薬入りの洗浄液、または界面活性剤を使用する	●自己融解性デブリードマンのように点状出血しないデブリードマンでは、物理的にバイオフィルムを除去できない場合がある。バイオフィルムを分解・破壊するためには、機械的な力と剪断力が必要である[1]。これは、界面活性剤、消毒薬、抗菌薬を使用することでも最適化することができる
③refashion 創縁の新鮮化	●点状出血が起こるまで、創縁を頻繁に評価し、こする。丸まった組織や下に巻き込まれた組織、乾燥した組織、肥厚した組織、壊死組織を除去して、創縁に定着しているバイオフィルムを死滅させるか、最小限に抑える	●アクティブ（機械的）、シャープ、超音波、または生物学的デブリードマン	●健康な組織を露出させるために、創縁にある胼胝、角質増殖性の組織の残骸および老化細胞を除去することは、健康な組織の進展を可能にする
④dress 創傷の被覆	●残存するバイオフィルムに対処し汚染や再定着を防ぎ、その結果、バイオフィルムの再形成を防ぐことができる被覆材を選択する。また、滲出液を効果的に管理し、治癒を促進する必要がある	●さらに滲出液を吸収して保持することができる抗バイオフィルム剤や抗菌性創傷被覆材を選ぶ	●バイオフィルムは急速に再形成する可能性があり、デブリードマンを繰り返すだけでは、その再生を防ぐことはできない。バイオフィルムが物理的に破壊された後に、有効な外用抗菌薬や抗バイオフィルム剤を適用することで、残留バイオフィルムに対処し、その再形成を抑制することができる[2]

1. Hoon R, Rani SA, Wang L, et al：Antimicrobial activity comparison of pure hypochlorous acid（0.01%）with other wound and skin cleansers at non-toxic concentrations. SAWC Spring and WHS 2013.
2. Percival SL, Chen R, Mayer D, et al：Mode of action of poloxamer-based surfactants in wound care and efficacy on biofilms. Int Wound J 2018；15：749-755.
　　https://doi.org/10.1111/iwj.12922（2022/1/20アクセス）
Murphy C, Atkin L, Swanson T, et al：International consensus document. Defying hard-to-heal wounds with an early antibiofilm intervention strategy：wound hygiene. J Wound Care 2020；29（Suppl 3b）：S10.
（日本語訳）市岡滋，真田弘美，舘正弘，他：早期の抗バイオフィルム介入戦略で難治性創傷を克服する：Wound hygiene/創傷衛生．コンバテック ジャパン，東京，2020：S10．より引用

創傷ケア
①圧力・ずれ

田中マキ子

| POINT |

● 圧迫とずれは微妙な関係で身体にさまざまな影響を及ぼす

● 圧迫とずれの影響を最小とする体圧分散用具等の物品を使用することと、ポジショニングによる身体への調整を図ることが大切である

　「圧迫・ずれ力」がもたらす複合的機序から、褥瘡発生に至るメカニズムが明らかとなっている（図1）。そこで、創傷管理に不可欠な圧迫とずれ力に関する基礎知識を再確認したい。しかしながら、ずれについてはそのメカニズムは複雑で、理解の仕方や使われ方が必ずしも統一されていないと筆者はとらえている。

　そこで本稿では、日本褥瘡学会が示す用語の定義（表1）をもとに、ずれ・ずれ力、摩擦・摩擦力をまとめて「ずれ」と表記する。

図1　褥瘡発生のメカニズム

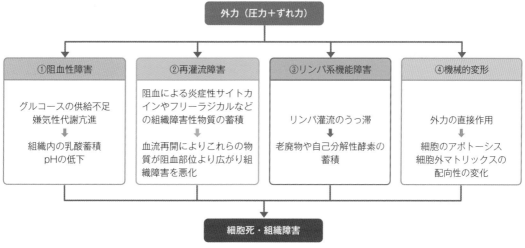

日本褥瘡学会編：褥瘡ガイドブック 第2版. 照林社，東京，2015：18. より引用

応力 stress	物体に外力が働いている場合に、内部に生じる単位面積あたりの力［単位はPa（パスカル）］である。発生する方向によって、圧縮応力、引張応力、せん断応力がある。複雑な人体組織に関しては、単純な材料力学のモデルでは解析するのは難しく、有限要素法モデルなどでの解析が必要である
ずれ slide、shear	ずれには、対象とする物体の移動した変位量を表す"ずれ量"［長さ（単位はm）］と、対象とする物体に加わっている力を表す"ずれ力"［力（単位はN）］という2つの概念がある。前者がslide、後者がshearに該当する
摩擦/摩擦力 friction	対象の表面に発生している外力である。単位はNである。力が加わっている荷重面と平行した方向に生じる 着目している部分が静止している場合と移動している場合とで摩擦係数には違いがあり、静止時の係数を静摩擦係数、移動時の係数を動摩擦係数という

日本褥瘡学会ホームページ：用語集より引用
http://www.jspu.org/jpn/journal/yougo.html#

図2　圧迫とずれの関係：皮膚外層と身体内部

皮膚外層の変化

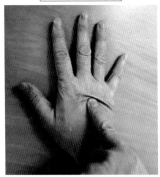

身体内部の変化

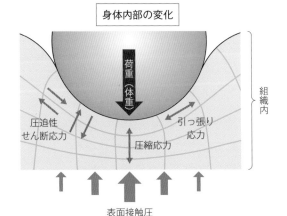

高橋誠：生体工学から見た減圧，除圧－褥瘡予防マットレスの体圧分散－．STOMA 1999；9（1）：1．を参考に作成

圧迫とずれが身体に及ぼす影響

　身体が圧迫を受け続けると、なぜ創傷が発生するのだろうか。圧迫により血管が閉塞すると、血流は途絶えることになる。血液には酸素と栄養素を運ぶ働きがあるため、組織に酸素と栄養素が運ばれない状態は、細胞死を招くことになる。では、圧迫はなぜ生じるのだろうか。その要因の一つには、ヒトの身体構造がある。ヒトが二足歩行を獲得した段階から、重たい頭を支え、深い呼吸ができ、敏速で細やかな動きを得るために生理的弯曲となった。その結果、頭部・肩甲部・殿部・踵部等が飛び出すなど身体は平面構造ではないため、圧迫を受けやすくなる。このほか、意識レベルの低下や麻痺等により、身体をうまく動かすことができず、同一体位で同一部位への持続圧迫となり、血流不良が創傷や褥瘡の発生を引き起こすことになる。

　では、ずれはどのような影響を及ぼすのであろうか。**図2**に、手背を指で押した写真がある。このように、皮膚が外力によって押されることでずれが生じる。このメカニズムは外力を直接受けて生じる変化で、機械的変形

を生じ細胞外マトリックスの配向性の変化へ
つながると理解できる。その他、皮膚の内部
で起こる変化＝応力がある。圧迫されるこ
と、圧迫部位とその周辺で、圧縮されたり、

引っ張られたりなどの変化が生じ、その結
果、表層と深部との間にポケットが形成され
る。このように、圧迫とずれは微妙な関係で
身体にさまざまな影響を及ぼす。

圧迫とずれへの対応

圧迫とずれへの対応には、「圧迫とずれの
影響を最小とする（圧再分配が図られる）体
圧分散用具等の物品を使用すること」と「ポ
ジショニングによる身体への調整を図る」こ
とが考えられる。

1．体圧分散用具の使用

体圧分散用具は、**図3**に示すような「沈め
る」と「包む」の機能が重要になる。この2
つの機能を効果的に活用するためにフォー
ム・ゲル・ゴム・水・エア等の素材が用いら
れ、圧迫とずれへの対応が検討されている。
昨今では、各素材をハイブリッドする方法も
ある。原則として、広い接触面積で体重を受
けることができれば、ある一点にかかる体圧
をほかへ分散させることができ、体圧を低く
調整することができる。しかし、広い面積で

身体の重さが受けられるということは、「沈
み込み」という状態にもつながる。自身で身
体を動かそうとする力や意欲がある患者の場
合、沈み込みが深すぎると自力体位変換が難
しくなり残存能力を低下させることになるた
め、注意しなくてはならない。

2．身体への調整（ポジショニング）

本来、ヒトは同一体位が続くことへの苦
痛・不具合に対して対応（調整する）できる
能力を有する。しかし、自身で身体の状態を
調整できない患者にはポジショニングによる
介入が必要となる。この場合、自身で体位調
整できない・しにくいことが前提であるた
め、よりよい状態をもたらせることが重要と
なる。その基本として、身体各部が皮膚・皮
下組織・筋群・関節等でつながり、動きが伝

図3　圧再分配のイメージ図

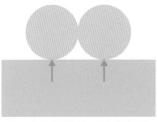 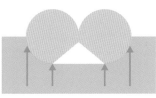 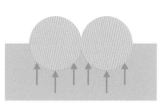

マットレスの沈める・包む機能がな
い状態

マットレスの沈める機能は問題ない
が、身体の凹凸に対するマットレス
の変形能が不十分であり、包むが機
能していない状態

マットレスの沈める・包むが機能し
ている状態

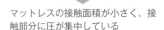 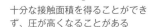

マットレスの接触面積が小さく、接
触部分に圧が集中している

十分な接触面積を得ることができ
ず、圧が高くなることがある

身体の凹凸すべてに適合し、その結
果接触面積が拡大し圧が分散される
ため、接触圧を低く保持することが
できる

市岡滋，須釜淳子：治りにくい創傷の治療とケア．照林社，東京，2011：79．より引用

わるしくみがある。このしくみの評価に体軸のねじれ（アライメントの崩れ）がある。身体各部のねじれは、筋肉・骨によって隣接する他の部位へ影響を与える。仮に上半身がねじれていた場合、そのねじれや傾きを調整しようとすると、ほかの部位へのねじれ・傾きが連動し、結果として変形や拘縮に至ってしまう。さらに、不具合な体位から苦痛が生じ、苦痛は筋緊張を招き筋肉が血管を圧迫する、あるいは苦痛から交感神経が優位となり皮膚を縮め血管を収縮させるなど、負の循環に陥る。

そこで、ポジショニングが重要となる。体軸のねじれをアセスメントし、可能な限り調整を図り、筋緊張を生じさせないような介入が必要になる。昨今では、従来から行ってきた仰臥位から側臥位等、身体を大きく動かすポジショニングではなく、身体を小さく動か

すスモール・シフト[1]や、ポジショニングピロー等を身体に直接的・間接的に当てる方法なども行われるようになった[2]。さらに、体位変換間隔も2時間ごととする固定した考え方ではなく、個々の状態に応じた時間間隔が推奨されている。

間接法によるピロー挿入角度の違いによる差について、体圧と主観評価から検討した結果を図4に示す。全身体圧計の測定結果から、部分圧迫や圧分散に関してはそれぞれの方法で差はないが、ケアを受ける側の身体感覚としては、垂直方向に挿入されると圧迫感があり心地が悪いと評価され、斜め挿入ないしは横挿入がよいと評価された。これは、広い面積で体重を受けるという圧再分配の考え方に相関する結果である。また、上半身と下半身では、各部位の大きさの違いから、下半身では下肢全体が支えられる長さ（大きさ）

図4 間接法の挿入角度の違いによる体圧と身体感覚との検討

ポジショニングピロー小：上半身

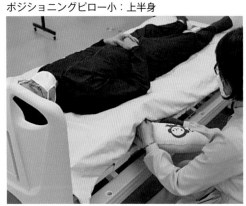

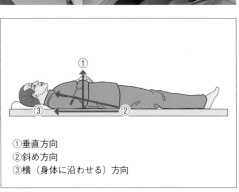

①垂直方向
②斜め方向
③横（身体に沿わせる）方向

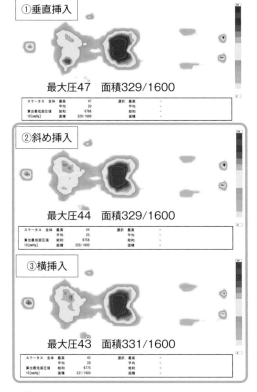

①垂直挿入

最大圧47 面積329/1600

②斜め挿入

最大圧44 面積329/1600

③横挿入

最大圧43 面積331/1600

撮影協力：パラマウントベッド株式会社、全身体圧計：アルテスタ（株式会社モルテン）

のピローがよいとも評価された。厚さについては3〜10cmと幅があるが、挿入されるピローの素材により身体感覚が異なるため、限定した厚さを決めることは難しい。

　以上より、圧迫とずれ力は、創傷治癒・拡大・複雑な創形態と身体に対してさまざまな影響を及ぼす。地球上で生活する以上、圧迫やずれから自由になることはできない。圧迫やずれは可視化するのに難しい状況・状態であるが、違和感や苦痛はベッドに臥床することで疑似体験できるので、理論と実践の融合を図るために、ときに寝たきり体験から考察することをお勧めしたい。

引用文献

1. 日本褥瘡学会編：在宅褥瘡テキストブック．照林社，東京，2020：53.

2. 田中マキ子，北出貴則，永吉恭子編著：トータルケアをめざす褥瘡予防のためのポジショニング．照林社，東京，2018：30.

Part 1 創傷管理に必要な基本的知識

column

湿潤のアンバランスを調整する創傷被覆材②：代表的な滲出液吸収材

　1980年代に開発されたハイドロコロイドは、ゼラチン、ペクチン、カルボキシメチルセルロースナトリウム、ポリイソブチレンからなる親水コロイドドレッシングで、ハイドロコロイドの外層をポリウレタンフィルムなどで覆っている。親水性コロイド粒子が滲出液を吸収してゲル状になることで、創面の湿潤環境を提供する。コロイド材自体に創への自着性があるが、滲出液が多いとドレッシング材の周囲にゲルが漏れ出て、正常皮膚の浸軟を起こすことがあるので注意する。

　アルギン酸塩は、海藻から抽出したアルギン酸ナトリウム、またはカルシウムを線維化・フォーム化したものである。滲出液を吸収してゲル化する。アルギン酸塩は、カルシウムイオンを含んでいるため、止血作用を有するのが特徴である。自着性はなく、通常二次ドレッシングでのカバーが必要になる。

　ハイドロファイバー®は、カルボキシメチルセルロースナトリウムの繊維からなり、滲出液を吸収してゲル化する。吸収の速度は速く、水分の後戻りも少ない。滲出液とともに細菌を線維間に閉じ込める働きがある。繊維だけでできているものでは自着性はなく、通常二次ドレッシングでのカバーが必要となる。

　ポリウレタンフォームは、滲出液を吸収するポリウレタンフォームの外層を、ポリウレタンフィルムなどで覆ったものである。ポリウレタンフォーム自体には自着性がないが、各種の粘着材が創面側に使用されており、最近では頻用され、多くの種類がある。

（松村　一）

創傷ケア
②スキンケア（主としてIAD湿潤含む）

加瀬昌子

| POINT |

●スキンケアの基本は皮膚から刺激物、異物、感染源などを取り除く洗浄、皮膚と刺激物、異物、感染源などを遮断したり、皮膚への光熱刺激や物理的刺激を小さくしたりする被覆、角層の水分を保持する保湿、皮膚の浸軟を防ぐ水分の除去などである

●IADとは、尿または便（あるいは両方）が皮膚に接触することにより生じる皮膚炎で、そのなかにおむつ皮膚炎やアレルギー性接触皮膚炎、物理・化学的皮膚障害、皮膚表在性真菌感染症を包括する

●IADでは、皮膚障害（びらん）とカンジダ症に対してのスキンケアと治療、軟便に対しての管理・ケアを実施する

予防的スキンケアと治療的スキンケア

　皮膚は常に外界に接し、体内環境を守るインターフェイスの役割を担っている。このような重要な働きをする皮膚に対して行うスキンケアには、生理機能を良好に維持・増進させる予防的スキンケアと、皮膚の健康を取り戻す治療的スキンケアがある[1]。

皮膚の生理機能と構造

　スキンケアの定義について、日本褥瘡学会で使用する用語の定義・解説では、「皮膚の生理機能を良好に維持する、あるいは向上させるために行うケアの総称である。具体的には、皮膚から刺激物、異物、感染源などを取り除く洗浄、皮膚と刺激物、異物、感染源などを遮断したり、皮膚への光熱刺激や物理的刺激を小さくしたりする被覆、角層の水分を保持する保湿、皮膚の浸軟を防ぐ水分の除去などをいう」[2]と記載されている。具体的には、皮膚が脆弱になることによって生じるさまざまなスキントラブルに対して的確なケアを行うことを意味する。

　定義にある"皮膚の生理機能"として重要な

のは、ヒトの最外層をくまなく覆い細菌など
さまざまな外的刺激などの侵入を防ぎ、体液
の喪失を防ぎ、内臓を守るバリア機能であ
り、特に表皮が果たす役割は大きい。この構
造を熟知しなければ、正しいスキンケアの理
解は得られない[3]。表皮の構造は、最深部で
ある基底層の角化細胞がクローン細胞とな
り、絶えず細胞分裂を繰り返し、上に押し上
げ有棘層となり最上層で細胞核がなくなり死
滅して角層となる（**図1**）。

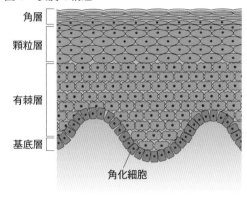

図1　表皮の構造

角層
顆粒層
有棘層
基底層
角化細胞

ドライスキンと浸軟

　皮膚は、年齢や季節、おむつの使用などで
適度な湿潤が保てずにバリア機能が低下す
る。特に高齢者では、皮脂の減少や乾燥が引
き起こすかゆみを生じる。つまり、角層のバ
リア機能や保湿作用が障害されたドライスキ
ンの状態になりやすい。

　また、おむつを使用している場合は、おむ
つ内環境が高温多湿となって浸軟状態とな
る。浸軟とは、水に浸漬することにより角層
の水分が増加し、一過性に体積が増えてふや
ける可逆性の変化である[4]。特に、頻回に排
泄される水様便はおむつに吸収されにくく、
高度の浸軟を招きやすい。この失禁による浸
軟は肛門周囲皮膚炎の発生要因となる[5]。創
傷がある場合は、体外からの感染の危険があ
るため創部周囲を清潔に保つ必要がある。そ
れにより創傷治癒過程が順調に進み、治療処
置が効果的に行われる。

　ここでは、失禁関連皮膚炎（Incontinence-
Associated Dermatitis：IAD）の事例を挙げ
て、創傷のスキンケアに関する基本的知識に
ついて解説する。

IADの定義[6,7]

　IADは、尿または便（あるいは両方）が皮
膚に接触することにより生じる皮膚炎であ
る。この場合の皮膚炎とは、皮膚の局所に炎
症が存在する広義の概念であり、そのなか
に、いわゆる狭義の湿疹・皮膚炎群（おむつ
皮膚炎）やアレルギー性接触皮膚炎、物理・
化学的皮膚障害、皮膚表在性真菌感染症を包
括する。IADで観察される主な皮疹には、紅
斑、びらん、潰瘍が含まれる。

1．おむつ皮膚炎[7]

　狭義のおむつ皮膚炎は、おむつ部に生じた
皮膚炎、湿疹を意味する。排泄物や洗浄剤な
ど付着する物質による化学的刺激やアレル
ギー性接触皮膚炎に加えて、高温多湿やこす
れることによって湿疹を起こしたものであ
る。

2．皮膚カンジダ症[8]

　「カビ」と呼ばれている生物の正式名称が
真菌である。真菌は培養形態から、糸状菌い

わゆるカビと酵母に分類される。カンジダやマラセチアは酵母菌真菌、白癬は糸状菌である。前者は常在菌で存在するが、後者の白癬は感染症である。

　この「カビ」の一部の病原真菌が偶発的にヒトや動物に感染して皮膚真菌症を引き起こす。皮膚真菌症は表在性と深在性に大別され、皮膚粘膜が感染する表在性カンジダ症と、深在性の侵襲性カンジダ症がある。おむつ周辺のスキントラブルの多くは表在性皮膚カンジダ症である。

IAD発生の要因[6,9]

　皮膚を保護している主要なバリアは最も外側に位置している角層であるが、失禁によって皮膚に尿や便が接触することにより、その水分が角質細胞に吸収、保持され、水分過剰状態になった角層は膨張と崩壊を生じ皮膚浸軟などを生じる。浸軟した皮膚のバリア機能を示す指標の一つである経皮水分蒸散量（transepidermal water loss：TEWL）が上昇する。また、皮膚のpHも有意に高く、さらに皮膚の摩擦係数は増加し、失禁用パッドや衣類、寝具等との摩擦により表皮が損傷しやすくなる（図2）。

図2　IAD発生のメカニズム

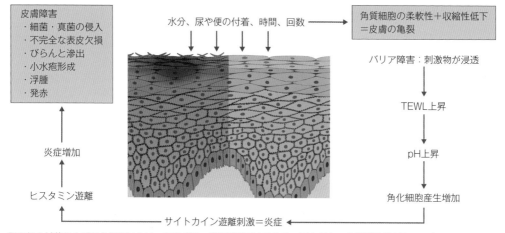

尿や便の付着およびその頻度により、皮膚バリア機能が低下するため、尿や便という刺激物質が角層に容易に浸透し炎症を生じさせIADが発生する。

Gray M, Bliss DZ, Doughty DB, et al：Incontinence-associated dermatitis：a consensus. J Wound Ostomy Continence Nurs 2007；34（1）：45-54. より改変

全身状態と局所状態の評価：事例から

　図3は、おむつによる湿潤環境下で持続する泥状便［ブリストル便性状スケールのタイプ6（表1）］により生じた、肛門から陰嚢における発赤およびびらんのIADである。おむつによる密閉状態と排泄物の接触により皮膚が浸軟し、本来弱酸性の皮膚表面のpH*が上昇し、アルカリ性に傾くことで皮膚のバリア機能が低下して、物理的強度も低下した。

＊：正常な皮膚表面は弱酸性（pH5〜7）であるが、皮膚表面の皮脂や汗などは酸性である。

図3　失禁関連皮膚炎（IAD）の事例

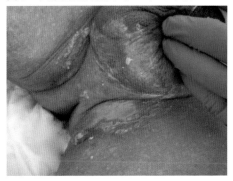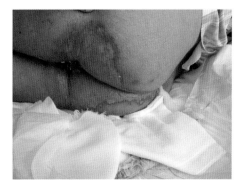

表1　ブリストル便性状スケール

タイプ1	タイプ2	タイプ3	タイプ4	タイプ5	タイプ6	タイプ7
コロコロ便	硬い便	やや硬い便	普通便	やや軟らかい便	泥状便	水様便
硬くコロコロの便（兎糞便）	短く固まった硬い便	水分が少なくひび割れている便	適度な軟らかさの便	水分が多く非常に軟らかい便	形のない泥のような便	水のような便

タイプ5、6が「軟便」、タイプ7が「水様便」に該当する。
O'Donnell LJ, Virjee J, Heaton KW：Detection of pseudodiarrhoea by simple clinical assessment of intestinal transit rate. BMJ 1990；300 (6722)：439-440. を参考に作成

表2　事例に該当するIADアセスメント項目　全身要因・皮膚の脆弱化の評価

アセスメント項目	事例で該当した項目
低栄養状態	●
血糖コントロール不良な糖尿病	
放射線療法中あるいは使用歴（骨盤内腔照射に限る）	
免疫抑制剤使用歴	
抗がん剤使用中	
ステロイド剤使用中	●
抗菌薬使用中	
ドライスキン	●
浮腫	

日本創傷・オストミー・失禁管理学会編：IAD-setに基づくIADの予防と管理　IADベストプラクティス. 照林社, 2019：20. より引用

1．全身状態を評価する

　IADのリスクとなる「全身要因・皮膚の脆弱化」においてリスク因子が1つ以上該当する場合はIADの発生リスクがあり、発生した場合は重症化する可能性があると判断できる。

　前述の症例について、**表2**に沿って該当する項目をチェックしたところ、全身状態でIADの発生リスク因子があてはまった。

図4　事例におけるIAD-setの評価

Ⅰ. 皮膚の状態	0点	1点	2点	3点
皮膚障害の程度	なし	紅斑	びらん	潰瘍
カンジタ症の疑い	なし	あり		

	①	②	③	④	⑤	⑥	⑦	⑧	
	2	2	2	2	2	2	2	0	Ⅰ. 小計
	1	1	1	1	1	1	1	1	
	3	3	3	3	3	3	3	1	22

＊同一部位に皮膚障害の程度が異なるものが混在する場合は重症の高いほうを選択する

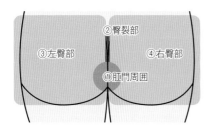
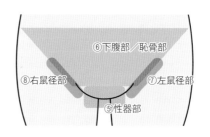

②臀裂部
③左臀部
④右臀部
⑪肛門周囲
⑥下腹部／恥骨部
⑧右鼠径部
⑦左鼠径部
⑤性器部

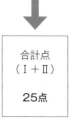

合計点
（Ⅰ＋Ⅱ）
25点

Ⅱ. 付着する排泄物のタイプ	0点	1点	2点	3点
便	付着なし	有形便	軟便	水様便
尿	付着なし	正常	感染の疑い	

		Ⅱ. 小計
便	2	3
尿	1	

日本創傷・オストミー・失禁管理学会編：IADのアセスメント：IAD-set. IADベストプラクティス．照林社，東京，2019：13．より引用

2. 局所状態を評価する

　IAD-setにて局所状態を評価した（**図4**）。皮膚がびらんの状態であり、カンジタ症の疑いがあるため担当医に報告し、担当医から皮膚科へのコンサルテーションを行い陽性が確認された。

ケアの実際

　事例では、IAD-setの評点が25点であった。皮膚障害（びらん）とカンジダ症に対してのスキンケアと治療、軟便に対してのケアを検討した。

1. スキンケア

　IADの予防・管理の基本は、皮膚に付着した排泄物を除去し、清拭・洗浄と保湿を行うことを標準的スキンケアとすることである。排泄物のタイプが軟便・水様便、尿の感染の

表3　スキンケアに関する用語の説明

清拭	皮膚に付着した排泄物（便・尿）を拭きとること
洗浄	皮膚に付着した排泄物や垢などの汚れを洗い流すこと
保湿	皮膚表面を覆い水分蒸散を防ぐこと（エモリエント）、または水と結合し角質層に水分を与えること（ヒューメクタント）で皮膚の水分を保持すること
保護	皮膚表面に塗布し保護膜を形成し、排泄物の付着を防ぐこと

日本創傷・オストミー・失禁管理学会論：IAD-setに基づくIADの予防と管理　IADベストプラクティス，照林社，2019：21．より引用

図5　弱酸性洗浄剤の例

シルティ
水のいらないもち泡洗浄
（コロプラスト株式会社）

泡ベーテルF清拭・洗浄料
（株式会社ベーテル・プラス）

コラージュフルフル泡石鹸
（持田ヘルスケア株式会社）

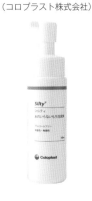
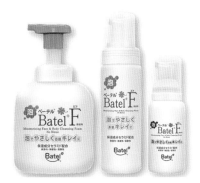
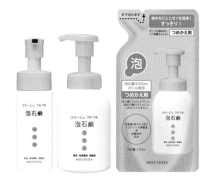

疑いでは、標準的スキンケアに保護（撥水）を追加する。**表3**に、スキンケアに関する用語の説明を示す。

①清拭・洗浄

　清拭はウェットタイプのワイプを用いる。オイルが含有されているものを使用するとよい。機械的刺激を最小限にするために、皮膚は強くこすらない。清拭で排泄物の除去が困難な場合は、微温湯で洗い流す。

　洗浄は1日1回、洗浄剤を用いて、皮膚に付着した排泄物や垢を除去し洗い流す。皮膚に与える化学的刺激を最小限にするために、弱酸性（pH5.5～7.0）の洗浄剤（**図5**）を選択し、泡を用いて手指でやさしく洗う。カンジダ症の場合は、カビの増殖を抑制する成分（ミコナゾール硝酸塩）が配合された弱酸性の洗浄剤を選択するとよい。事例では、カンジダ症の診断後すぐに洗浄剤が購入できなかったため、サンプルの液状石けん3分の1

程度と少量の微温湯をビニール袋に入れて泡立ててケアを行った（**図6**）。

②保湿

　標準的スキンケアにおける保湿剤は、1日1回以上、洗浄あるいは入浴後に塗布する。

　エモリエント成分は、細胞間脂質（皮脂膜）を補強し、皮膚からの水分の蒸散をゆるやかにする。種類としてはワセリンやミネラルオイル、オリーブオイルなどがある。また、ヒューメクタント成分は角層に水分を与える作用があるため、浸軟が認められる皮膚には使用しない。種類としてはグリセリン、尿素、ヒアルロン酸、ソルビトール、ピロリドンカルボン酸ナトリウム（天然アミノ酸）などがある。皮膚のバリア機能の向上と修復を図るには、セラミドや天然保湿因子（natural moisturizing factor：NMF）含有の保湿剤が有効である。

2．軟便管理のための保護

　軟便が皮膚へ付着しないために、皮膚に撥水性皮膚保護剤や皮膚被膜剤、ストーマ用皮膚保護剤を直接塗布・貼付する。

3．びらんした皮膚とカンジダ症の管理

　排泄物の付着を防ぐことを原則とし、標準的スキンケア（清拭・洗浄・保湿・保護）に加えて以下のケアを検討する。
- ●痛みに対するケア：痛みを伴う場合は、担当医師に相談する。
- ●洗浄：洗浄時に痛みを生じる場合は、通常の微温湯から温めた生理食塩水へ変更する。
- ●保護：ストーマ用品の粉状皮膚保護剤（CMC系）を散布し、余分な粉を払い皮膚

被膜剤を塗布する。ただし、皮膚疾患のある場合は医師の指示のもとで治療を行う。

　事例では、カビの増殖を抑制する成分（ミコナゾール硝酸塩）が配合された弱酸性の洗浄剤で洗浄した後に抗真菌薬を塗布（図7、表5）し、その上に粉状皮膚保護剤を散布（図8）してからスプレータイプの皮膚被膜剤を散布した。

　失禁の頻度や機械的刺激などにより粉状皮膚保護剤が容易に剥がれてしまう場合は、粉状皮膚保護剤と亜鉛華軟膏またはジメチルイソプロピルアズレン軟膏（アズノール®軟膏）を混ぜたものを塗布することを検討する。それでも短時間で除去されてしまう場合は、皮膚・排泄ケア認定看護師等へコンサルテーションし、ストーマ用の板状皮膚保護剤やハ

図6　洗浄方法

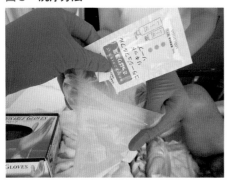

液状タイプの洗浄剤と少量の微温湯をビニール袋に入れて泡立てる。

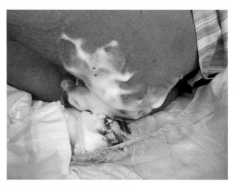

泡立てた洗浄剤で愛護的に洗う。

図7　抗真菌薬の塗布

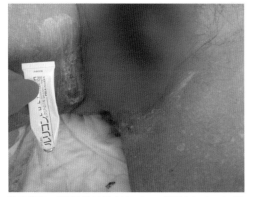

抗真菌薬の外用療法はガイドラインで推奨されている（推奨度A）。

図8　粉状被覆材の散布

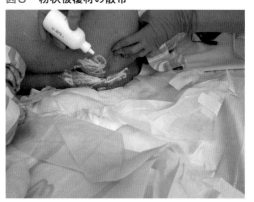

表5　わが国で皮膚カンジダ症に使用される抗真菌外用薬の系統と一般名および代表的な商品名

系統	一般名	商品名
イミダゾール	イソコナゾール硝酸塩	アデスタン®クリーム1%
	クロトリマゾール	エンペシド®クリーム1%、外用液1%
	ケトコナゾール	ニゾラール®クリーム2%、ローション2%
	ネチコナゾール塩酸塩	アトラント®クリーム1%、外用液1%、軟膏1%
	ピホナゾール	マイコスポール®クリーム1%、外用液1%
	ミコナゾール硝酸塩	フロリード®Dクリーム1%
	ラノコナゾール	アスタット®クリーム1%、外用液1%、軟膏1%
	ルリコナゾール	ルリコン®クリーム1%、液1%、軟膏1%
モルホリン	アモロルフィン塩酸塩	ペキロン®クリーム0.5%
アリルアミン	テルビナフィン塩酸塩	ラミシール®クリーム1%、外用スプレー1%、外用液1%

日本皮膚科学会皮膚真菌症診療ガイドライン改訂委員会：日本皮膚科学会皮膚真菌症診療ガイドライン2019. 日本皮膚科学会雑誌 2019；129（13）：2665. より引用

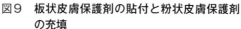

図9　板状皮膚保護剤の貼付と粉状皮膚保護剤の充填

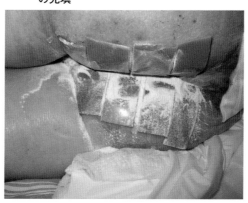

適当な大きさにカットした板状皮膚保護剤を敷石状に貼付し、隙間に粉状皮膚保護剤を充填する。保護剤が剥がれたらその箇所だけ交換する。

イドロコロイドドレッシング材などを適当な大きさにカットしてモザイク状に局所に貼付し、その隙間に粉状皮膚保護剤を充填するとよい（図9）。モザイク状に貼付することで、剥がれてしまった部分のみを貼り替えることができる。板状皮膚保護剤は、自然に剥がれるまで無理に剥がさないようにするとよい。

まとめ

　IAD予防の基本は、皮膚に付着した排泄物を除去し、洗浄・清拭、保湿、保護である。IADが発症した場合には、IADの重症度を評価し、適切なケアを選択し提供する。また、観察を怠らず、提供したケアが適切であったかを確認することが重要である。

引用文献

1. 日本看護協会認定看護師制度委員会創傷ケア基準検討会編著：スキンケアガイダンス．日本看護協会出版会，東京，2002.
2. 日本褥瘡学会用語集検討委員会：日本褥瘡学会で使用する用語の定義・解説－用語集検討委員会報告－．褥瘡会誌 2007；9（2）：228-231.
3. 安部正敏：皮膚の生理とスキンケアの意義・目的．日本創傷・オストミー・失禁管理学会編．スキンケアガイドブック．照林社，東京，2017：4-9.
4. 田中秀子：浸軟．スキンケアガイダンス．日本看護協会認定看護師制度委員会創傷ケア基準検討会編著．日本看護協会出版会，東京，2002：117.
5. 溝上祐子，河合修三：知識とスキルが見てわかる専門的皮膚ケア．メディカ出版，大阪，2007：39-44.
6. 日本創傷・オストミー・失禁管理学会編：IAD-setに基づくIADの予防と管理 IADベストプラクティス，照林社，東京，2019.
7. 常深祐一郎編：特集 徹底理解！ おむつ皮膚炎．WOC Nursing 2020；8（10）.
8. 望月隆編：特集 WOCケアに活かす皮膚真菌症の基礎知識．WOC Nursing 2021；9（1）.
9. 市川佳映，大桑真由美：IAD（失禁関連皮膚障害）予防・ケア．スキンケアガイドブック．日本創傷・オストミー・失禁管理学会編，照林社，東京，2017：231-243.
10. 日本皮膚科学会皮膚真菌症診療ガイドライン改訂委員会：日本皮膚科学会皮膚真菌症診療ガイドライン2019．日本皮膚科学会雑誌 2019；129（13）：2665.

column

皮脂膜も重要！

体の表面を覆っている皮膚の表面は、皮膚の角層が表面にあるわけではなく、皮脂膜という膜に覆われている。角層は、表皮のターンオーバーの最終物（細胞核はありません）で、生きている細胞ではない。この角層が皮脂膜に包まれていて、角層が正常であれば、体内の水分蒸発を防ぐ保湿と、体外からの異物や細菌侵入を防ぐ働きをする。そのため、この皮脂膜がないと角層のバリア機能が失われ、皮膚が乾燥したり、アレルギー物質や細菌が侵入して皮膚に異常を生じる。失禁関連皮膚炎（IAD）では、この状態であると考えられる。

皮脂膜が十分に分泌されないと角層のバリア機能が不十分となり、皮膚も乾燥につながる。この皮脂膜は、皮脂腺から毛穴を通って分泌される皮脂と、汗腺から分泌される汗からなる。皮脂腺の脂質は脂肪酸、スクワレン、リン脂質、コレステロールなどで、汗の塩分も含まれる。

皮脂腺のpHは4.5～6.0の弱酸性で、しっとりした肌ほどpHは酸性（4.5）に傾き、乾燥肌なほどpHはアルカリ性（6.0）に傾く。表面が酸性なほど、抗菌作用もある。また、角層の中にも保湿成分となる天然保湿因子（NMF）がある。さらに、セラミドを中心とする細胞間脂質が角層間のすき間にあり、油溶性のうるおい成分となっている。したがって、この皮脂膜を正常に保つことが、皮膚のバリア機能のためには非常に重要である。

（松村 一）

創傷の治療戦略の前に
「おさえておくこと」
（病態の知識・検査など）

：原因探索のために知っておきたい
「病態」「検査」の知識

総論
創傷治療の戦略の立て方
：医師の頭の中をのぞいてみよう

松村　一

| POINT |

●創傷治療の戦略を立てるうえで、①創ができた理由、治らない理由の分析（過去の情報収集）、②創の状態、全身状態の分析（現状の分析）、③可能な治療法は何か（勝ち目のある治療方法）、を検討することが重要である

●創傷外科医は、最初の段階で創閉鎖までの道のりを想定して治療戦略を立てている

慢性創傷・難治性創傷の治療戦略

　創傷治療、特に慢性創傷・難治性創傷の治療においては、治療コンセプトは存在するものの、個々の症例での治療手順を示したものはない。創傷を抱える患者は、おのおの違った問題を抱えており、それぞれ異なった治療手順が必要となってくる。

　慢性創傷・難治性創傷を抱える患者は、局所・全身の各種の問題を治療により正常に戻すことができない場合が多く、可能な手術方法や治療方法が制限される場合が多い。そのため、各患者に応じて、制限された状況のなかで最も適した治療方法を選択することになる。また、このような患者においては、単一の治療あるいは手術で創閉鎖まで改善することは極端に少なく、多段階の治療を経て創閉鎖に向かうことになる。したがって、このような創傷の治療には「戦略」が必要となる。勝てる「戦略」とは、なるべく多くの「情報」を事前に得ることと、先の手までを「見

通す」こと、そして「勝ち目」のある方法を予想することである。

　創傷治療の戦略を立てるうえで重要なことは、①その創傷がなぜできたか？　発生の要因は何か、その創が治らない理由は何か（過去の情報収集）、②創の状態、全身状態の分析（現状の分析）、③可能な治療法は何か（勝ち目のある方法）、を検討することである（図1）。この戦略の立案は、いわゆるPDCAサイクルのP（plan）の段階である。実際に治療してみて（do）、結果を評価し（check）、治療効果が不十分だった場合には次の手（治療）を改善（action）していくことが必要である。

　また、現在の医療においては、治療成果を上げるだけでなく、いかに治療期間を短縮するか、入院日数を短縮するかが求められる。創傷治療の初期段階にこの「戦略」を立て、常に先の手までを見通すことは治療期間の短

図1　創傷の治療方針立案の方法

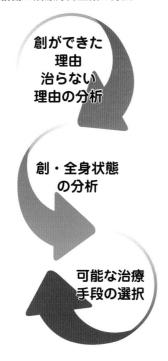

創ができた
理由
治らない
理由の分析

創・全身状態
の分析

可能な治療
手段の選択

縮につながる。

　創傷、特に慢性創傷の治療方針の決定には、Part1で詳説したTIMEコンセプトに基づいて行うのがよい。最終的な創傷治療の戦略は、このTIMEコンセプトを軸にして、外科的治療法を含め、前述の①〜③の分析を元に立案する。

1. 創ができた理由・治らない理由の分析

　慢性創傷や難治性創傷は、それらが生じた理由と治らない理由が存在し、その理由は全身的な問題や局所的な問題等さまざまである。例えば糖尿病に伴う足部潰瘍は、全身的な問題が創傷の発生原因となっている代表例である。また、仙骨部のずれによるポケットを有する褥瘡は、局所の問題が創傷の発生原因となる代表例であるが、その背景には、体位変換ができない、呼吸状態が不良などの全身的な要因がある。

　これらの発生要因は、完全に解決することは難しい場合が多い。しかしながら、糖尿病であればより厳重な血糖コントロールをする、ずれによる褥瘡であれば頭側挙上時のずれ予防などに取り組むなどの介入が必要である。

2. 創の状態、全身状態の分析

　創の状態を分析することは、もちろん重要である。このとき、部位、大きさ、深さ、露出している組織、肉芽組織の状態、局所の血行状態、壊死組織の有無、創感染の状況などを把握する。全身状態に関しては、糖尿病や組織虚血を生じるような合併症の把握、栄養状態など創傷治癒に影響を与える要因があるかどうかを確認する。それらと同時に、外科的治療に必要となる麻酔に関して十分な評価が必要である。内服薬、特に抗血小板薬の内服状況を把握することは重要である。内服薬の中止や変更をあらかじめ行っておかないと、手術時間の遅れや治療の長期化につながる。全身麻酔が必要そうな患者では、術前の検査の追加等も行っておくことが必要となる。

　このように、創の状態や全身状態の分析において各種検査方法やその結果の見方が非常に重要となる（当章・Part2ではそれらに関して詳述する）。

3. 可能な治療手段の選択

　上記の「創ができた理由・治らない理由」の把握、「創の状態と全身状態」を把握するうえでどのような外科的治療と麻酔が必要になるかを検討する。外科的治療を行うための創面環境調整（wound bed preparation：WBP）をどのようにするかを、TIME コンセプトに従って検討する。

創傷外科医の頭の中

　図2に、創傷外科医の頭の中の1例を図解した。

　まずは、創のできた原因や治らない理由の分析、それらを改善することで創部の状況がより悪くなることを回避することから考えていく。そして、現状の創がどのような状態にあって、TIMEコンセプトから最初に行う治療介入を考える。そのとき、同時に全身状態の評価や今後の侵襲的な治療に際しての麻酔方法を見きわめて、その準備を開始する。そして、創の状態を改善した後に、どのような方法で創を閉鎖していくかを考える。

　このように、最初の段階で創閉鎖までの道のりを想定して治療戦略を立てるわけである。もちろん、前述したとおり、この戦略は状況に応じて何度も修正を繰り返し、最終的な創閉鎖までこぎつけるのである。

図2　創傷外科医の頭の中

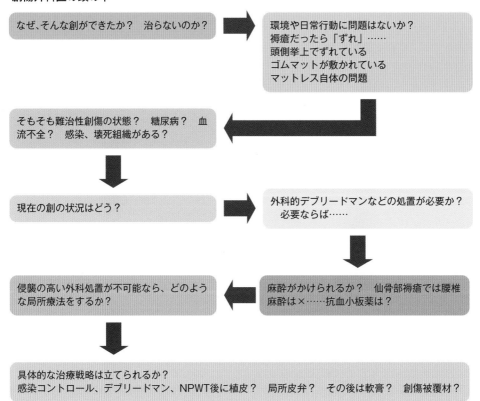

なぜ、そんな創ができたか？　治らないのか？

環境や日常行動に問題はないか？
褥瘡だったら「ずれ」……
頭側挙上でずれている
ゴムマットが敷かれている
マットレス自体の問題

そもそも難治性創傷の状態？　糖尿病？　血流不全？　感染、壊死組織がある？

現在の創の状況はどう？

外科的デブリードマンなどの処置が必要か？
　必要ならば……

侵襲の高い外科処置が不可能なら、どのような局所療法をするか？

麻酔がかけられるか？　仙骨部褥瘡では腰椎麻酔は×……抗血小板薬は？

具体的な治療戦略は立てられるか？
感染コントロール、デブリードマン、NPWT後に植皮？　局所皮弁？　その後は軟膏？　創傷被覆材？

血流不全評価のための触診の方法、サウンドドプラ、SPPの方法と見かた

元村尚嗣

| POINT |

●血管病変を疑う場合は、問診、指診、触診にて診察する

●診察にて虚血が疑われた場合は、足関節/上腕血圧比（ABI）や皮膚灌流圧（SPP）などの生理検査、血管エコーや造影CT、MR血管造影、血管造影などを実施する

●静脈うっ滞が疑われた場合は、ドプラ聴診器を用いて逆流の有無を精査する

　下肢の血行障害の原因は末梢動脈疾患や糖尿病、膠原病、バージャー病、静脈瘤、深部静脈血栓症など多岐にわたる。そのため、さまざまな知識をもって診察にあたらなければならない。自覚症状や潰瘍の評価のみなら

ず、周囲の皮膚や爪の状態、既往歴など、多方面からその原因を探る必要がある。ここでは、血管性病変を中心にその診察方法を述べる。

問診

　症状、既往歴、現病歴などを詳細に確認することは当然であるが、血管病変を疑う場合は喫煙歴、高血圧、糖尿病、脂質異常症の有無は必ず確認する。血管病変を生じている場合は、冷感、しびれ、間歇性跛行、安静時疼痛などを生じる。糖尿病による神経障害が進行している場合は、疼痛を感じない場合があるので注意が必要である。特に重要な症状を下記に述べる。

1．間歇性跛行

　間歇性跛行とは、一定距離の歩行にて主に殿部または下肢に痛みを生じ、休息により軽

快する症状である。末梢動脈疾患に代表される閉塞性動脈硬化症のみならず、腰部脊柱管狭窄症や深部静脈血栓症の早期にも生じることがある。

2．安静時疼痛

　末梢動脈疾患の代表的な重症度分類として、Fontaine分類[1]やRutherford分類がある。いずれの分類でも安静時疼痛を認めると、重症下肢虚血（critical limb ischemia：CLI）と呼ばれる。CLIは特に重症度が高く、その生命予後は悪く、進行がんに匹敵する[2]。

表1　虚血性潰瘍、圧迫性潰瘍、静脈うっ滞性潰瘍の視診上の特徴

	虚血性潰瘍	圧迫性潰瘍	静脈うっ滞性潰瘍
潰瘍の部位	足趾の末端や踵部	荷重部、骨突出部	下腿内側
潰瘍の性状	黒色壊死、dry necrosis、red ring sign	滲出液が多い、wet necrosis	滲出液が多い、wet necrosis
潰瘍辺縁の皮膚	チアノーゼ、角質の落屑	角質の肥厚、胼胝、black heel	皮膚の硬化、周囲の色素沈着
毛細血管再充満時間（capillary refilling time：CRT）	圧迫前の皮膚色に戻るのに5秒以上	5秒以内	5秒以内
足趾の毛	なし	あり	あり

視診

　潰瘍のある症例においてはその範囲や深さ、肉芽の性状、壊死組織の有無、感染の有無を観察する。また、皮膚の性状（色調、乾燥の有無、胼胝、爪や毛の状態など）、関節変形の有無、静脈虚脱の有無なども診察しておく。潰瘍の原因としては、慢性動脈閉塞などによる虚血性潰瘍、糖尿病性神経障害などによる圧迫性潰瘍、静脈不全などによるうっ滞性潰瘍が多くを占める。それぞれの視診上の特徴について**表1**に示す。

　「疼痛（pain）」「蒼白（pallor）」「脈波消失（pulselessness）」「知覚鈍麻（paresthesia）」「運動麻痺（paralysis）」の5Pの徴候を認めた場合は急性動脈閉塞症を疑い、早急な対応が必要である。

触診

　血流障害の鑑別に触診は非常に重要である。大腿動脈や膝窩動脈のみならず、足関節周囲の動脈である足背動脈、後脛骨動脈も拍動を確認する（**図1**）。触診しづらい場合は、ドプラ聴診器を用いて確認する。皮膚の冷感がないかも確認しておく。

検査

　以上の診察にて虚血が疑われた場合、動脈閉塞の重症度評価を行う。まずは、足関節/上腕血圧比（ankle brachial pressure index：ABI）や皮膚灌流圧（skin perfusion pressure：SPP）などの生理検査を行う。さらに詳細な検査が必要な場合は、血管エコーや造影CT、MR血管造影（magnetic resonance angiography：MRA）、血管造影などの画像検査を追加する。静脈うっ滞が疑われた場合は、ドプラ聴診器を用いて逆流の有無を精査する。

　ここでは、スクリーニングで用いられるこ

図1　血流障害の鑑別に重要な動脈

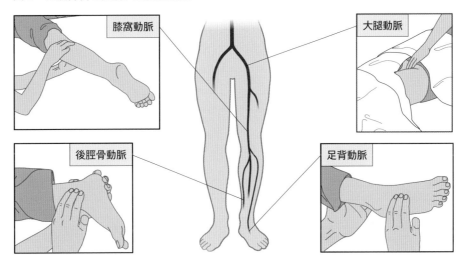

膝窩動脈

大腿動脈

後脛骨動脈

足背動脈

との多いドプラ聴診、ABI、SPPについて取り上げる。

1．ドプラ聴診

　ドプラ聴診器（図2）を使用して血流の状態を聴診にて確認する検査で、動脈の血流や表在静脈（大・小伏在静脈とその分枝）の逆流の有無を確認できる。下肢静脈の検査は立位で行い、バルサルバ法や下肢ミルキング法などにより逆流性血流を生じさせる。表在静脈では逆流音を聴取しないのが正常で、逆流音を聴取すれば異常である。

2．足関節/上腕血圧比（ABI）

　上肢と下肢の血圧比率で、虚血の指標として最も汎用されている。測定法は血圧計カフを左右前腕および足関節直上に巻き、収縮期圧以上に駆血し、圧を下げながらカフ遠位のドプラ計で測定する。上肢の血圧は左右の測定値の高いほうを用いる。足関節血圧は、足背動脈と後脛骨動脈両方の血圧を測定し、高いほうの血圧値を用いる。日本循環器学会における『末梢閉塞性動脈疾患の治療ガイドライン（2015年改訂版）』によると、ABI測定正常値は1.0〜1.3で、0.9以下は下肢虚血が考

図2　ドプラ聴診器

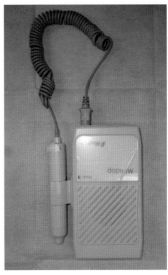

えられ、1.4以上は動脈の高度石灰化を疑う（図3）。

3．皮膚灌流圧（SPP）

　SPPは、ABIでは評価困難な高度石灰化病変や浮腫の影響を受けにくく、血行再建の必要性、四肢切断レベルの判定などに有用である。

　SPPの測定は、足趾や足部にレーザードプ

図3　足関節/上腕血圧比（ABI）検査

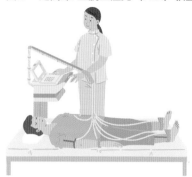

ABI検査とは
→上肢と下肢の血圧比率で、虚血の指標として用いる

$$\frac{足関節の血圧}{上腕の血圧}=0.9以下$$

足に狭窄がある（血管が詰まっている）
可能性が高いことがわかる

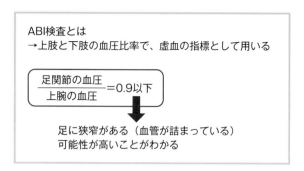

図4　皮膚灌流圧（SPP）の測定

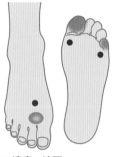

●潰瘍・壊死
●測定部位

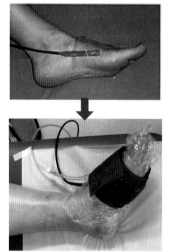

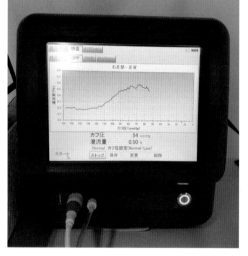

図5　末梢動脈疾患例のSPPと潰瘍治癒の確率との関係

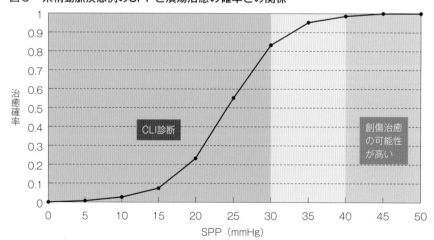

Castronuovo JJ Jr, Adera HM, Smiell JM, et al：Skin perfusion pressure measurement is valuable in the diagnosis of critical limb ischemia. J Vasc Surg 1997；26（4）：629-637. より改変して転載

ラセンサーをカフの内側に装着し、カフを加圧し駆血後のカフ圧を下げながら、皮膚の微小循環が認められる再灌流時の圧を測定する。レーザードプラは鋭敏なため、体動などのアーチファクトに注意が必要である（図4）。また、加圧時にカフの締め付けによる疼痛が生じうるため、重症の虚血状態では測定が困難なこともある。創傷治癒には、SPPが30〜40mmHg以上[3]は必要といわれている（図5）。

引用文献

1. Fontain R, Kim K, Kieny R：Surgical treatment of peripheral circulation disorders. Helv Chir Acta 1954；21（5-6）：499-533.
2. 国立がん研究センター がん対策情報センター：がん診療連携拠点病院院内がん登録 2007年生存率集計 報告書, 2015.
3. Castronuovo JJ Jr, Adera HM, Smiell JM, et al：Skin perfusion pressure measurement is valuable in the diagnosis of critical limb ischemia. J Vasc Surg 1997；26（4）：629-637.

---

column

神戸分類

　足部の血流障害は、糖尿病性足潰瘍（DFU）にとっても非常に重要である。DFUの病態診断とその治療方針の決定には、神戸大学形成外科の寺師浩人教授が提唱された神戸分類が有用である。糖尿病性足潰瘍の原因は、「末梢神経障害（自律神経障害、運動神経障害、知覚神経障害）」「末梢血管障害（末梢動脈性疾患：PAD）」「感染症」の3つに大別される。

　このため、その病態を神戸分類では以下の4つに分類している。

- ●タイプ I ：末梢神経障害が主体の潰瘍で、末梢血管障害がない
- ●タイプ II ：末梢血管障害主体の潰瘍で、重症下肢虚血
- ●タイプ III ：感染主体の潰瘍で、軟部組織感染症や骨髄炎
- ●タイプ IV ：（末梢神経障害と）感染を伴った重症下肢虚血

　これらの分類に応じた治療方針として、タイプ I ではフットウェア優先、タイプ II では末梢血行再建術優先、タイプ III ではデブリードマン優先、タイプ IV では症例に応じて末梢血行再建術とデブリードマンの優先度を決定するとしている。

　この神戸分類は、DFUの病態を非常に単純かつ明確に分類し、その治療方針を示したもので、非常に有用であり、利用されたい。

（松村　一）

血流不全評価のための造影検査・画像の見かた：下肢の血行とアンジオゾーム

村田直隆

| POINT |

● 血流不全を評価する画像診断は、非侵襲的な体表面血管エコーと准侵襲的な造影CT、侵襲的な（直接的）血管造影検査がある

● CT像では、創部への血流不全の診断ならびに病変の局在・長さ・径・性状など、血行再建計画立案に必要となる情報についても把握することができる

● 血管造影では閉塞近位・遠位端の状況や側副血行路の形態情報を、より詳細に得ることができる

造影検査・画像の見かた

　下肢（主に足関節以下）の創傷治癒遅延に対する治療戦略を立案するうえでの最重要ポイントは、病態の主座に血流不全（≒下肢虚血）があるか否かを明確にすることである。血流不全が病態の主座であれば、原則としてその創の治癒には血行再建が必須となるからである。そのためには、まず的確な病歴聴取（動脈硬化性疾患のリスクや血管炎の可能性など）と、ていねいな診察（大腿・膝窩・脛骨の各動脈触知や末梢冷感の有無）を行う。次に、サウンドドプラや足関節/上腕血圧比（ankle brachial index：ABI）、皮膚灌流圧（skin perfusion pressure：SPP）検査などの非侵襲的検査を実施し、おおまかなあたりをつける（前項参照）。その結果、血流不全が疑われる場合は侵襲的画像検査に進む。これにより創傷に血流不全を生じさせている責任

血管の部位（腸骨・大腿・下腿）に加えて、当該血管病変の詳細［病変長・径・性状（石灰化の程度や血栓の有無）］を把握する。これらを明らかにすれば、必要とされる血行再建法はおのずと選択できる。

　画像検査は、同病態の治療戦略立案において中心となる手段であり、血流不全に伴う創傷診療にかかわるすべての医療者は、基本的な画像検査の見かたを理解しておくべきである。

　血流不全を評価する画像診断としては、非侵襲的な体表面血管エコー、准侵襲的な造影CT、侵襲的な（直接的）血管造影検査がある。ここでは、後2者について解説する。

　なお、血行再建法にはカテーテルを用いた血管内治療と外科的治療（内膜摘除やバイパス手術）の2つが存在し、それぞれに長所・

短所がある。創部の状態に加え、上述した血管病変情報（局在・長さ・径・性状など）と患者の全身状態［年齢、frailty（脆弱性）、併存疾患など］などを総合的に考慮したうえで選択する。諸外国と比較し、本邦では対象患者層が高齢であるため、近年は血管内治療が選択されることが多くなっている（血行再建法の詳細は他書を参照）。

造影CT

症例①：右第1趾の難治性潰瘍を呈する60歳代、男性

造影CT（3D再構築像、図1）と創部写真（図2）を示す。

健側の左下肢動脈は腸骨動脈から下腿動脈までほぼ正常である。一方、患側である右下肢動脈は浅大腿動脈中間部から膝窩動脈まで長区間（15cm以上）にわたり完全閉塞している（図1A）。発達した側副血行路（図1B：この症例の場合、同側浅大腿動脈近位由来）によりかろうじて前・後脛骨動脈が描出されているが（図1C、D）、健常側と比較すると患側足関節以下の組織への血流不全は明らかである。閉塞部位に石灰化成分は少ない（石灰化があれば病変血管壁に高輝度として描出されるが、この症例ではみられない）。病変径は比較的正常な同側近位部の対照径から推測できる（この症例では直径7mm程度）。

このように、最近のCT画像の解像度や画像構築の精度は高い。創部への血流不全の診断ならびに病変の局在・長さ・径・性状など血行再建計画立案に必要となる情報について

図1　症例①の下肢動脈造影CT（3D再構築）

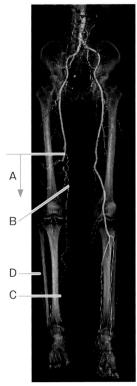

A
B
D
C

A：浅大腿動脈中間部から長区間にわたり完全閉塞となっている
B：同側浅大腿動脈近位部由来の側副血行路
C：前脛骨動脈（側副血行路からの血流で描出）
D：後脛骨動脈（側副血行路からの血流で描出）

図2　症例①の創部写真（右第1趾背側潰瘍）

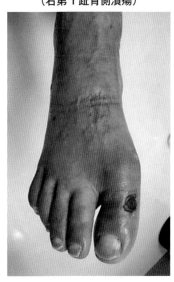

も把握できる。しかし、病変に強い石灰化を伴うとアーチファクトに阻まれるため、造影CTではその内腔評価が困難となる。本邦では、下肢血管に強い石灰化を伴いがちな維持透析症例が対象患者となることが多い。そのような場合は、直接的な血管造影で評価する必要がある。

（直接的）血管造影

経皮的にカテーテルを挿入したうえで、関心血管の上流に留置し、直接的に造影剤を注入する。前述の病変局在・長さ・径・性状に加え、閉塞近位・遠位端の状況や側副血行路の形態情報もより詳細に得られる。病変に強い石灰化を伴っていても、内腔の評価が可能である。任意の角度で撮影可能であるため、適切な斜位で撮影すれば併走する血管の重なりを分離でき、より正確に評価できる。さらに、下腿など骨と動脈の重なりが強い部位においてはDSA（digital subtraction angiography）モードで撮影すれば、より鮮明な血管強調画像を得ることができる。健常下肢の血管造影像を**図3**に示す。

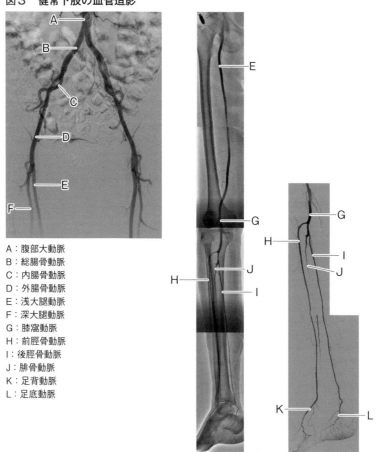

図3　健常下肢の血管造影

A：腹部大動脈
B：総腸骨動脈
C：内腸骨動脈
D：外腸骨動脈
E：浅大腿動脈
F：深大腿動脈
G：膝窩動脈
H：前脛骨動脈
I：後脛骨動脈
J：腓骨動脈
K：足背動脈
L：足底動脈

症例②：左第1趾の壊死を呈する維持透析中の70歳代、男性

　術前血管造影（**図4**）と創部写真（**図5**）を示す。左膝窩動脈遠位部から下腿動脈が分岐する起始部（**図4A**）、さらに下腿の主要3動脈（前・後脛骨動脈、腓骨動脈）にかけてすべて閉塞している。閉塞は長区間にわたり、石灰化も視認できる（**図4B**）。この症例のように、広範な血流不全が存在する場合、血行再建せずに患部のみを切断しても、断端もまた血流不全となり閉創しない。しかし大切断は回避したい。そこで、可及的に血行再建を実施してから、計画的に小範囲の切断を企画した。この症例は、足関節以下の血管床も乏しく外科的バイパス術は困難と判断されたため、カテーテルを用いた血管内治療を実施した。angiosome（アンジオゾーム）の概念（後述）から、前脛骨動脈を血行再建すれば創部付近に直接的な灌流が得られると判断し、同部位を標的とした（血管内治療の詳細は割愛する）。

　術後の血管造影（**図6**）では、術前は閉塞していた前脛骨動脈が描出されている（**図6C**）。創部に焦点を合わせたDSA画像（**図7**）では、足背動脈（**図7D**）から創部を灌流する末梢血管（**図7E**）が視認できるようになっており、血行再建が奏効した結果、創部付近の血流が得られている。術後小切断を実施したのち、閉創が得られた（**図8**）。

図5　症例②の術前創部（左第1趾の壊死）

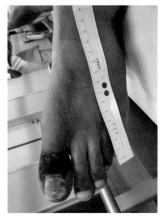

図4　症例②の術前血管造影

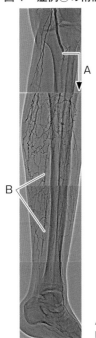

A：下腿の主要3動脈がすべて閉塞
B：閉塞は石灰化を伴う

図6　症例②の術後血管造影

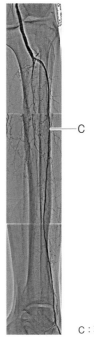

C：再灌流後の前脛骨動脈

図7　症例②の術後血管造影（DSA画像）

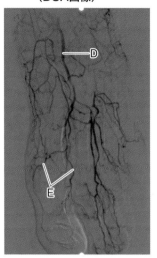

D：再灌流後の足背動脈
E：創部を灌流する末梢血管

図8　症例②の術後創部

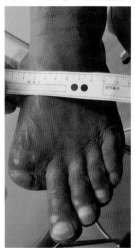

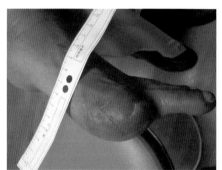

下肢の血行とアンジオゾーム

　下腿・足関節以下の虚血性潰瘍・壊死に対して血行再建を計画する場合、当該創が存在する部位を直接的に灌流する動脈をその標的とすべきである。それにより、創に対する皮弁手術（血行再建後に実施されることが多い）の術後生着率が向上し、結果として救肢につながる（ただし異論もある）。その際、参考になるのが各下腿動脈の解剖学的な灌流領域を示した「アンジオゾーム」の概念である。

　アンジオゾームは「血流の3D地図」ともいわれている。アンジオゾームの概念では、下腿・足関節以下の皮膚や組織は、前項で記載した主要3動脈により以下の6区画で灌流される（図9）。

●前脛骨動脈は下腿前面を灌流した後、足背動脈に移行する。足背の大部分（図9①）を支配する。

●後脛骨動脈は、踵枝が踵部内側（図9②）を灌流し、外・内側足底動脈に移行し、それぞれ足底と足趾の大部分（図9③、④）

を支配する。

●腓骨動脈は踵枝が踵部外側（図9⑤）と外踝部（図9⑥）を支配する。

　このうち、腓骨動脈の支配領域は小範囲であり、創傷治癒遅延にはあまり関与しない（したがって、同血管が狭窄・閉塞していても積極的な血行再建の適応にはならない）。一方、後脛骨動脈は外側足底動脈から足底動脈弓を経由して前脛骨動脈とのネットワークを形成する。足趾の創傷治癒遅延にとってカギとなる血管である。

　症例②では、アンジオゾームの概念をもとに前脛骨動脈に対して血行再建を実施し、最終的に閉創を得ている（同症例の潰瘍は第1趾背側に存在し、図9①に相当する）。

症例③：右第3趾尖部の難治性潰瘍を呈する70歳代、男性

　創部写真を図10に示す。術前血管造影では、足関節以下で前・後脛骨動脈ともに完全閉塞していた（図11）。アンジオゾームとし

図9　アンジオゾームの概念

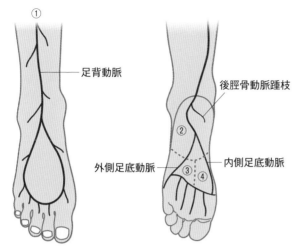

- 足背動脈
- 後脛骨動脈踵枝
- 外側足底動脈
- 内側足底動脈
- 腓骨動脈

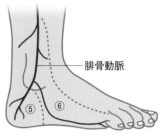

前脛骨動脈は下腿前面を灌流した後、足背動脈に移行する。足背の大部分（①）を支配する。後脛骨動脈は、踵枝が踵部内側（②）を灌流する。外・内側足底動脈に移行し、それぞれ足底と足趾の大部分（③、④）を支配する。腓骨動脈は踵枝が踵部外側（⑤）と外踝部（⑥）を支配する。

図10　症例③の創部写真
（右第3趾尖部の難治性潰瘍）

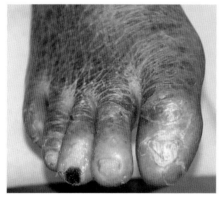

図11　症例③の術前血管造影

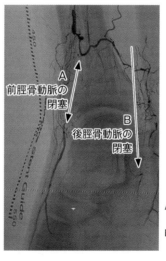

前脛骨動脈の閉塞　A

B　後脛骨動脈の閉塞

A：前脛骨動脈
（短区間閉塞）
B：後脛骨動脈
（長区間閉塞）

図12　症例③の術後血管造影

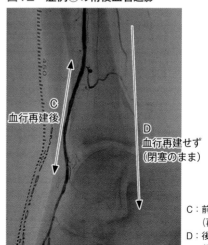

血行再建後　C

D　血行再建せず（閉塞のまま）

C：前脛骨動脈
（再灌流後）
D：後脛骨動脈
（閉塞のまま）

ては**図9③**に相当する（より正確には、外側足底動脈から派生する足底動脈弓からの灌流）。したがって、本来であれば後脛骨動脈の血流を再開させたい。しかし、本症例の後脛骨動脈は非常に長区間の閉塞であったため、同部位の再疎通は技術的に困難であった。そのため、比較的短区間の閉塞であり、（血管内治療の奏効率が高いと予測される）前脛骨動脈に対して血行再建を実施した（**図12**）。前脛骨動脈領域の順行性血流はかなり改善したものの、結果的に創傷治癒は得られなかった。本症例では、同部位に対して小切断を実施した。

糖尿病で創が治りにくい理由・糖尿病で骨髄炎に至るリスク状態

田中里佳

| POINT |

●糖尿病性潰瘍の病態は、主に神経障害と血行障害と易感染性により生じる

●糖尿病性足潰瘍では、骨髄炎の合併があると創傷治癒や感染制御が得られにくい

●骨髄炎を合併した糖尿病性潰瘍では、デブリードマンや小切断などの外科的治療が必要となる

　糖尿病性足潰瘍を適切に治療するには、潰瘍がどのようにして生じたのかを十分にアセスメントする必要がある。糖尿病性足潰瘍の病態を理解したうえで、それぞれの病態に沿った治療方針を決定する。あわせて、多職種とのチーム医療が重要となる。

糖尿病性足潰瘍の病態

　糖尿病性足潰瘍の病態の中心は、神経障害と血行障害と易感染性である（**図1**）。創傷治癒を促すだけの血流が創部に確保されていなければ治癒は得られないため、虚血を伴う潰瘍は血行再建が第一選択となる。血行再建が実施できても、創部まで血流が確保できなければ血流があるところでの切断となり、下肢が温存できなくなる。

　神経障害が主な原因の糖尿病性足潰瘍は、免荷と感染制御が治療の中心となる。糖尿病患者は易感染性であり、創部感染は創傷治癒を妨げるだけでなく、感染が重症化すると生

図1　糖尿病性足潰瘍が治りにくい背景

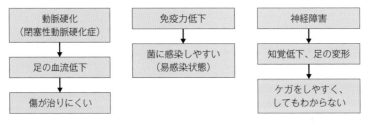

命維持を第一選択として下肢切断を余儀なくされる。

糖尿病性足潰瘍で創傷治癒や感染制御が得られにくい原因として、骨髄炎の合併がある。足の解剖学的構造上、皮膚と皮下組織直下に骨が存在しているため、創部が感染し拡大すると、骨皮質を破壊し骨髄炎を合併する。特に、関節部位は皮膚から骨までの距離が近いため、**図2**のように潰瘍が拡大すると骨が露出し、骨髄炎が生じる。また、**図3**に示すように、爪の下はすぐに足趾の末節骨が存在するため、爪周囲に潰瘍ができ、感染が波及するとすぐに足趾末節骨の皮質を侵し、**図4**のように骨髄炎を引き起こす。

図2　拡大した潰瘍

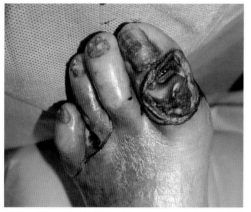

靴ずれで生じた糖尿病性足潰瘍が拡大し、骨が露出した状態。足趾切断術を施行した。

図3　足趾の爪の構造

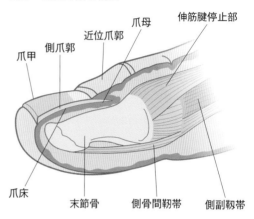

爪甲
側爪郭
近位爪郭
爪母
伸筋腱停止部
爪床
末節骨
側骨間靱帯
側副靱帯

図4　爪・足白癬から骨髄炎をきたした症例

潰瘍発生後　　9か月後　　X線像

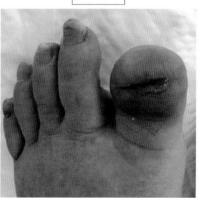
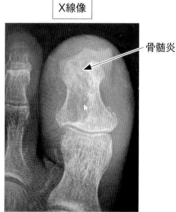

骨髄炎

60歳代、女性、糖尿病患者。血液透析を行っている。重症下肢虚血。皮膚科にて爪・足白癬の診断となり治療を開始したが、9か月後に陥入爪が原因で左第1趾に潰瘍が発生した。治療を行うも悪化傾向により、白癬診断から9か月半後に断端形成実施となった。

糖尿病性足潰瘍の定義・診断・治療

糖尿病患者の感染を伴う足潰瘍のガイドライン、『2012 Infectious Diseases Society of America Clinical Practice Guideline for the Diagnosis and Treatment of Diabetic Foot Infections［2012年IDSA糖尿病足感染症（diabetic foot infection：DFI）ガイドライン］』[1]には創部感染の重症度に沿った検査や治療方法などが記載され、診療の手引きになる。

糖尿病性足潰瘍の主たる起炎菌は好気性グラム陽性球菌（GPC）であり、そのなかでも黄色ブドウ球菌による感染が多い。起炎菌の診断は創部の培養検査にて実施されるが、感染を合併しているか否かは表1の項目を2つ以上満たすことが定義されている。軟部組織や骨に感染を合併していることを確認したうえで抗生物質の投与が必要となり、感染の重症度（表2）により入院や手術の必要性などの治療法が検討される[2]。感染を伴う足潰瘍は、歩くことで細菌が腱に沿って波及し感染が拡大することがあるため、原則として歩行は禁じる。感染を伴わない足潰瘍は免荷が治療の基本となり、足をギプス固定し完全免荷が可能なTCC（total contact cast）や装具による免荷と歩行訓練が必須となる。

骨髄炎を合併した糖尿病性足潰瘍は、多くの場合デブリードマンや小切断などの外科的治療が必要となり、早期の診断と治療が望まれる。表3に示すような項目を認めた場合においては骨髄炎の合併を疑い、手術にて骨髄炎を併発した骨は除去することが望ましい。

表1 感染症の定義

2012年IDSAガイドラインに準じて、下記項目に2つ以上該当した場合は感染している創傷と診断する ①局所腫脹と硬結 ②潰瘍周囲の発赤が0.5〜2cm ③局所の圧痛と痛み ④熱感 ⑤排膿（濃厚、不透明から白色、または血性の分泌物）

Lipsky BA, Berendt AR, Cornia PB, et al：2012 Infectious Diseases Society of America clinical practice guideline for the diagnosis and treatment of diabetic foot infections. Clin Infect Dis 2012；54（12）：e132-e173. より引用

表3 糖尿病性足潰瘍において骨髄炎を疑う所見

●十分な血流がある患側で適切な創傷ケア、免荷治療を行っていても6週間以上治癒しない場合 ●骨の露出がある場合 ●2cm以上の潰瘍面積 ●3mm以上の深い潰瘍 ●糖尿病性病変の既往 ●再発または多発する潰瘍 ●緊満した足趾（sausage toe）

Lipsky BA, Berendt AR, Cornia PB, et al：2012 Infectious Diseases Society of America clinical practice guideline for the diagnosis and treatment of diabetic foot infections. Clin Infect Dis 2012；54（12）：e132-e173. より引用

表2 糖尿病の足部感染症の重症度分類

IDSA	症状
感染なし	膿や炎症のない潰瘍
軽症	潰瘍周囲2cm以内の紅斑、蜂窩織炎で、皮膚、浅い皮下組織および全身症状なし
中等症	潰瘍周囲2cm以上の紅斑、蜂窩織炎で、炎症は深部皮下組織、壊疽、筋肉、骨、関節への浸潤
重症	全身症状（発熱、頻脈、低血圧、混乱、嘔気、白血球増多、アシドーシス、高血糖、高窒素血症）

糖尿病性潰瘍の感染の診断においては、臨床所見、血液検査、画像所見、細菌培養結果などを総合的にとらえて判断することが必須と考えられる。
日本皮膚科学会ガイドライン委員会：創傷・褥瘡・熱傷ガイドライン─3：糖尿病性潰瘍・壊疽ガイドライン. 日本皮膚科学会雑誌 2017；127（9）：2002. より引用

図5　虚血を伴う糖尿病足潰瘍に感染が併発して急激に悪化し下肢切断を実施した症例

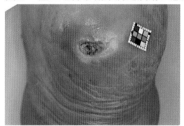

踵の皮膚乾燥が原因の潰瘍。

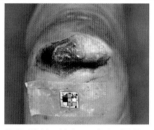

潰瘍が急速に拡大し、虚血が進行した。

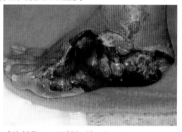

感染併発し、下肢切断となった。

どの部位で実施するかは、次稿で解説のある画像診断と臨床所見にて総合的に判断する[3]。

　図5の患者のように感染がコントロールできず、**表4**のような所見を認めた場合には、救命目的で下肢切断を余儀なくされる。虚血と感染を合併する糖尿病性潰瘍に関しては、感染制御と血行再建のタイミングが難しいが、血流が不足している組織に外科的侵襲を加えると壊疽が拡大することがあり、感染を制御しつつ血流も確保する必要がある。

　糖尿病性足潰瘍は、原因を明らかにしたうえで、適切な治療をタイミングよく、さまざまな専門家が集結したチーム医療で実践しなければ救肢は望めない。

表4　下肢切断を余儀なくされる可能性のある感染を伴う足潰瘍の所見

- 全身症状を伴う感染
- 感染の急激な進行
- 広範囲の壊死、壊疽
- 触診での捻髪音や画像所見のガス像
- 広範囲の出血斑、点状出血
- 重症下肢虚血
- 出血性の水疱
- 新たに出現した創部の感覚消失
- 臨床的所見と一致しない部位の疼痛
- 最近認められた神経機能の消失
- 広範囲な軟部組織欠損
- 広範囲な骨破壊（特に中足部と後足部）
- 適切な治療で制御困難な感染

Lipsky BA, Berendt AR, Cornia PB, et al：2012 Infectious Diseases Society of America clinical practice guideline for the diagnosis and treatment of diabetic foot infections. Clin Infect Dis 2012；54（12）：e132-e173. より引用

引用文献

1. Lipsky BA, Berendt AR, Cornia PB, et al：2012 Infectious Diseases Society of America clinical practice guideline for the diagnosis and treatment of diabetic foot infections. Clin Infect Dis 2012；54（12）：e132-e173.
2. Prompers L, Huijberts M, Apelqvist J, et al：High prevalence of ischaemia, infection and serious comorbidity in patients with diabetic foot disease in Europe. Baseline results from the Eurodiale study. Diabetologia 2007；50（1）：18-25.
3. Newman LG, Waller J, Palestro CJ, et al：Unsuspected osteomyelitis in diabetic foot ulcers. Diagnosis and monitoring by leukocyte scanning with indium in 111 oxyquinoline. JAMA 1991；266（9）：1246-1251.

骨髄炎の画像の見かた
（X線、CT、MRI）

藤井美樹

| POINT |

●感染が疑われた際は、まず単純X線検査を行い、次にMRIを実施する

●CT検査では骨髄炎の診断は難しく反応性骨髄浮腫の鑑別はできないが、MRIと比較することで骨の解剖学的構造がわかりやすくなり、ガス壊疽の際のガス像の位置の把握に有用である

●骨シンチグラフィやPETは、時間もコストもかかることから推奨度は高くない

足部単純X線検査

　感染が疑われた際にまず行うべき画像診断検査は、単純X線である。骨髄炎の存在する骨は、皮質骨の欠損、骨膜反応、骨密度の低下、腐骨等を認め、周囲の軟部組織の腫脹を伴っている（図1）[1]。X線写真上でこのような変化が認められるのは骨が破壊されてからであり、感染の発症後2〜3週かかるため感度は高くなく、28〜75％と報告されている。また、同様の所見は、骨折やシャルコー関節症など他の疾患でも認められるため、骨髄炎診断の感度や特異度は高くなく、早期の診断法としては有用でない。しかし、簡便で低コストであるためルーチン検査としてまず行うべきである。

図1　右第5趾の潰瘍（神戸分類タイプⅢ）

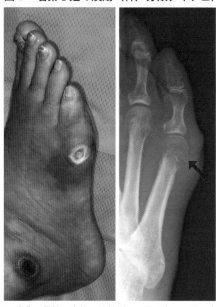

60歳代、男性、右第5趾外側に、骨に当たる深い潰瘍を認める。周囲は発赤および腫脹を伴い、骨髄炎が疑われる（左）。足部単純X線にて右第5趾中足骨頭部の骨融解像および周囲軟部組織の腫脹を認める（右、←）。

MRI

次に行うべき画像診断はMRIである。糖尿病性足潰瘍の骨髄炎診断の正確性を検討したメタアナリシス[2]では、単純X線の感度/特異度は0.54/0.68、MRIでは0.9/0.79でありMRIは有用な検査といえる。高価であるため国際的なガイドラインでは必要な場合にのみ使用すべきであるとされているが、骨髄炎の局在を診断できるため有用である[3,4]。

診断基準は、骨髄の異常信号（primary sign）と軟部組織の異常信号（secondary sign）に分けて考えるとわかりやすい[5]。

primary signとは骨髄の異常信号であり、T1強調像で低信号、かつ脂肪抑制T2強調像または、STIR（short-tau inversion recovery image）像で高信号を呈し、造影剤の使用（造影後脂肪抑制併用T1強調像）で濃染された場合、骨髄炎の診断は確定となるが、多くの場合は造影剤を使用せずとも診断可能である。secondary signとは、蜂窩織炎、膿瘍、sinus tract、潰瘍等の軟部組織の変化のことで、骨髄炎の補助診断として有用であり、造影剤の使用でより明瞭となる（**図2、3**）。

注意が必要なのが、虚血を合併した潰瘍における骨髄炎診断である。MRIは体内の水分量を反映するため、虚血肢では血流を含めた下肢の組織液が十分ではなく、明瞭な信号として現れにくい[4]。糖尿病性足潰瘍分類である神戸分類[6]においては、虚血の原因となる末梢動脈疾患（peripheral arterial disease：PAD）を合併するのはタイプⅡとタイプⅣである。

このタイプの患者の多くは高齢で活動性が低く、また知覚障害があるため、PADの初期症状である間歇性跛行や安静時疼痛等の自覚症状がなく見過ごされていることが多い。これに陥入爪、靴ずれ、打撲などの軽微な外傷や白癬症等による二次感染が合併することで虚血が一気に進み、感染と虚血を伴う潰瘍となったのがタイプⅣである。末梢血行再建と感染コントロールのタイミングが重要で、糖尿病性足潰瘍のなかでも最も治療が難しく、ほとんどの場合が何らかの部位での切断となるため、骨髄炎の診断は非常に重要である。しかし、前述のように虚血下ではMRI画

図2　右第5中足骨のMRI診断（図1と同症例）

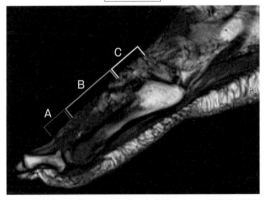

T1強調像

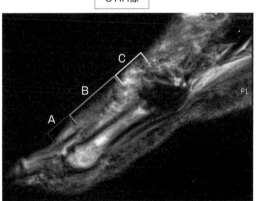

STIR像

A：T1強調像で低信号、STIR像で高信号であり、骨髄炎と診断。
B：信号がはっきりせず細網状であり、骨髄浮腫（炎症）と診断。
C：T1強調像で高信号、STIR像で低信号であり、正常骨髄である。

図3　手術により摘出した右第5趾の骨標本（中）と病理組織学的診断（上）、MRI
　　　画像診断（下）の比較（図1、2と同症例）

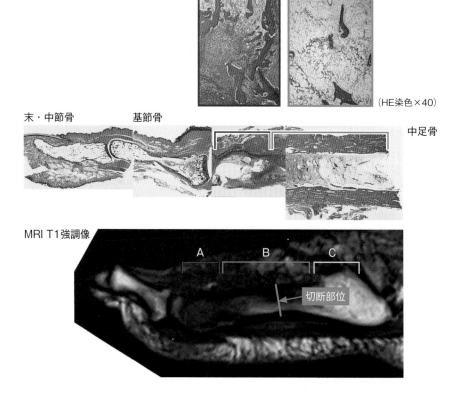

骨髄浮腫（炎症）の部位で切断術を行った。術前のMRI画像と病理組織学的診断での骨髄炎の局在は一致していた。

像は明瞭とならないため、末梢血行再建を行って血流が回復してから撮影する（図4）。
　タイプⅡ（図5）は、虚血による壊死（壊疽）であり、MRIを撮影しても信号として表れにくい。活動性の高い感染はないため、そもそもMRIを撮影する必要はなく、手術をする場合は血流のよい部位で切断する。

その他の画像診断[7]

　CT検査では腐骨、皮質骨の破壊、骨膜反応、骨内ガス、亜脱臼等はわかるが骨髄炎の診断は難しく、また反応性骨髄浮腫の鑑別はできない。しかし、MRIと比較することで、骨の解剖学的構造がわかりやすくなり、ガス壊疽の際のガス像の位置の把握に有用である（図6）。

　骨シンチグラフィは単純X線像に所見が出ない初期の神経障害性病変に対して非常に感度が高く、最近の白血球ラベルの骨シンチグラフィでは80%の正確さもあるといわれているが、特異度は低く、時間もコストもかかり、解剖学的構造も不明である。
　PETは細胞の糖代謝の指標であり感染の

図4　70歳代、男性、神戸分類タイプⅣのMRI画像

末梢血行再建前（SPP＜20mmHg）

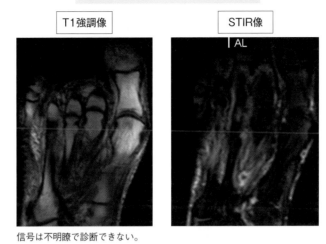

T1強調像

STIR像

信号は不明瞭で診断できない。

末梢血行再建後（SPP＞40mmHg）

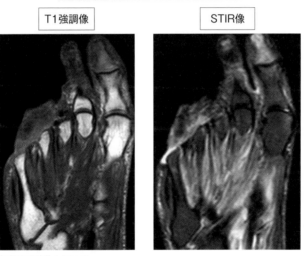

T1強調像

STIR像

信号は明瞭化している。

図5　右第1、2趾の虚血性の壊死（神戸分類タイプⅡ）

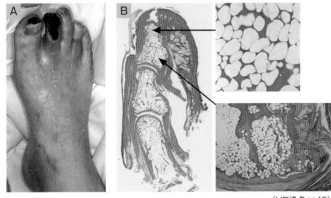

（HE染色×40）

90歳代、男性。右第1、2趾に虚血性の壊死を認める（A）。右第2趾の病理組織学的診断（HE染色、B）。黒色壊死の部位は壊疽（無細胞）であり、その末梢も虚血性の骨壊死となっており、骨髄炎は存在しない。

図6　両側ショパール関節離断術後

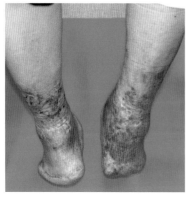

60歳代、男性。両側の足関節部分に熱感を認める。

CT像　　T1強調像

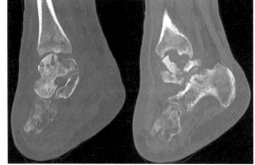

T1強調像では足関節周囲の骨が低信号を呈し、骨髄炎が疑われる。CT像と比較することで、骨の解剖学的構造がより明瞭となる。

部位に集積するが、骨折、新生物などでも同様の所見を示すため特異度は低い。骨シンチグラフィ同様、時間もコストもかかるため推奨度は低い。

引用文献

1. Lipsky BA, Peters EJ, Senneville E, et al：Expert opinion on the management of infections in the diabetic foot. Diabetes Metab Res Rev 2012；28（Suppl 1）：163-178.

2. Dinh MT, Abad CL, Safdar N：Diagnostic accuracy of the physical examination and imaging tests for osteomyelitis underlying diabetic foot ulcers：meta-analysis. Clin Infect Dis 2008；47（4）：519-527.

3. Fujii M, Terashi H, Tahara H：Efficacy of magnetic resonance imaging in diagnosing osteomyelitis in diabetic foot ulcers. J Am Podiatr Med Assoc 2014；104（1）：24-29.

4. Fujii M, Armstrong DG, Terashi H：Efficacy of magnetic resonance imaging in diagnosing diabetic foot osteomyelitis in the presence of ischemia. J Foot Ankle Surg 2013；52（6）：717-723.

5. Morrison WB, Schweitzer ME, Batte WG, et al：Osteomyelitis of the foot：relative importance of primary and secondary MR imaging signs. Radiology 1998；207（3）：625-632.

6. Terashi H, Kitano I, Tsuji Y：Total management of diabetic foot ulcerations-Kobe classification as a new classification of diabetic foot wounds. Keio J Med 2011；60（1）：17-21.

7. Schweitzer ME, Daffner RH, Weissman BN, et al：ACR Appropriateness Criteria on suspected osteomyelitis in patients with diabetes mellitus. J Am Coll Radiol 2008；5（8）：881-886.

炎症・感染：創培養

中村　造

| POINT |

● 創傷の微生物学的検査では、スワブ培養より組織培養を行うとよい

● 培養検査の結果、菌量が多い創傷のほうが感染に関連している可能性がある

● 嫌気性菌を含めて微生物を確認したい場合は、シリンジや嫌気ポーターを使用する

はじめに

　創傷の感染を微生物学的に評価することは、予想以上に難しい。それは、創傷には容易に微生物が定着するため、検査での微生物の検出がそのまま感染症の発症と結論づけられないからである。本稿では、創傷が感染しているか、微生物学的検査の採取方法、培養方法、結果の解釈等について解説する。

　まず、下記の症例を供覧する。

症例提示

　30歳代、男性。二分脊椎で両側下肢の不全麻痺がある。5年前に踵部の褥瘡に対しデブリードマンを実施し、足部の変形に対し整復術を行った。しかし、2週間前より踵部の褥瘡が悪化し当院に紹介受診となった。骨髄炎の可能性があると判断され入院となった。入院時に踵部にゾンデを挿入し、深い部分からスワブで細菌培養を採取した。培養からはメチシリン感性黄色ブドウ球菌（MSSA、菌量：2＋）とセラチア（菌量：ごく少数）が検出された。しかし、抗菌薬治療は開始せず、3日後に実施した骨除去術中の骨培養結果を待つこととした。骨培養は、上記と同様にMSSA（菌量：2＋）とセラチア（菌量：2＋）が検出された。MSSAとセラチアを起因菌と判断し抗菌薬治療を行った。

　本例では、スワブ培養で深部から培養を採取したため骨培養と検出菌が一致したが、スワブでの培養採取や菌量の差異は注意が必要である。

スワブ培養ではなく、なるべく組織培養で

皮膚損傷を伴う創部は、感染が成立していなくとも高率にコロナイゼーションしている。そのため、表層の培養を採取しても、それが感染しているのか、単なる定着なのかは判断がつかない。

感染症の存在を証明できる最も有効な培養は組織培養である。デブリードマンを実施する際に、潰瘍底などの培養を採取するとよい。また、この組織培養は数か所を採取するとより有用であるとされる。もし組織培養の採取が難しい場合には、針で深部の滲出液や膿を吸引する方法もある。この方法は、深部の組織培養と比較しても、高い一致率であったとする報告もある[1]。ただし、創傷の原因として骨髄炎が存在する場合には、針での吸引培養は起因菌と一致しない可能性があるため注意が必要である。骨髄炎の診断において、起因菌の同定には骨培養が最も有効である[2]。

菌量が多い創傷のほうが、感染に関連している可能性がある

創傷は多少なりとも微生物が存在していると考えられる。感染した創傷では、1gの組織あたり10^5CFU（colony forming unit）を超える細菌が存在するとされ、多い菌量は組織の治癒を遅らせると考えられている。一方、感染していない組織では、1gあたり10^2CFU未満であることが多い。臨床での問題点は、この組織1gあたりの菌量を測定する方法で細菌培養が実施されておらず、報告される培養結果の菌量が必ずしも組織1gあたりの菌量には一致していない点である。ただ、創部培養で1＋（定量培養でないためCFUで表現できない）の菌量よりも3＋の菌量のほうが多いことは確かであり、臨床で報告される菌量の多い・少ないは、臨床像をふまえたうえで感染創か否かの参考値として使用可能である。

スワブ培養では嫌気性菌が検出できない

スワブは、綿などの繊維が房状になっており「ふわふわ」しているが、通常この「ふわふわ」した感触はスワブ内部の空気の存在を反映している。もし、培養採取時に空気が触れていない嫌気環境の検体を採取しても、採取をスワブで実施するとスワブ内部の空気と混合し、嫌気性菌が死滅してしまうことがある。このため、嫌気性菌を含めて微生物を確認、培養したい場合には、シリンジ等で検体を吸引し空気に触れない状態とするか、採取した検体をすみやかに嫌気ポーター（**図1**）に移し替え、検査室へ移送することも選択肢である。

図1 嫌気ポーターの例
ケンキポーター®Ⅱ
（テルモ株式会社）

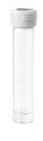

血液培養はやはり重要

表層の所見や周囲の発赤、滲出液の量や性状、壊死の程度からその創部の深達度を推定するが、必ずしも深達度を正確に把握できない場合がある。もし、その症例の血液培養が陽性であり、その検出菌が創傷感染に典型的なものであれば、筋肉や骨などの深部臓器に感染が及んでいることを想起できるのではないだろうか。特に、発熱や倦怠感、バイタルサインの異常といった全身症状がある場合には、積極的に血液培養を採取することを忘れないようにしたい。また、創傷が感染しているかの判断は、他の感染臓器の除外に基づいて判断されることがあり、この点においても血液培養は他疾患の存在を評価することが可能となる。

血液培養は、対象を少し広くして採取することを勧める。

創傷に感染しやすい微生物・稀に感染する微生物

黄色ブドウ球菌［メチシリン感性黄色ブドウ球菌（MSSA）、メチシリン耐性黄色ブドウ球菌（MRSA）］やコアグラーゼ陰性ブドウ球菌、腸球菌や大腸菌、プロテウス、エンテロバクターなどの腸内細菌、緑膿菌などの感染頻度が高い[3, 4]。また、本邦は先進国のなかでも結核患者が多いことが特徴であり、臨床では忘れたころに結核感染に遭遇する。結核性の創傷病変を疑う場合には一般培養検査では検出できないため、抗酸菌染色や抗酸菌培養、また結核菌PCR検査などを別途考慮する。

稀に非結核性抗酸菌やアスペルギルスなどの真菌が感染している可能性がある。特に非結核性抗酸菌は、近年、蛇口や水道水が感染源として指摘されており、気づかぬところで創傷が感染してしまう可能性がある。しかし、菌が検出されず、原因菌不明のまま管理されている症例も、ある一定数存在すると推測される。

引用文献 ─────

1. Ehrenkranz NJ, Alfonso B, Nerenberg D：Irrigation-aspiration for culturing draining decubitus ulcers：correlation of bacteriological findings with a clinical inflammatory scoring index. J Clin Microbiol 1990；28（11）：2389-2393.

2. Senneville E, Morant H, Descamps D, et al：Needle puncture and transcutaneous bone biopsy cultures are inconsistent in patients with diabetes and suspected osteomyelitis of the foot.

Clin Infect Dis 2009；48（7）：888-893.

3. Heym B, Rimareix F, Lortat-Jacob A, et al：Bacteriological investigation of infected pressure ulcers in spinal cord-injured patients and impact on antibiotic therapy. Spinal Cord 2004；42（4）：230-234.

4. Wall BM, Mangold T, Huch KM, et al：Bacteremia in the chronic spinal cord injury population：risk factors for mortality. J Spinal Cord Med 2003；26（3）：248-253.

DTIと炎症・感染における超音波検査とサーモグラフィ検査の基本と見かた

仲上豪二朗、真田弘美

| POINT |

● 肉眼的な評価が困難な深部組織の損傷や不顕性の炎症などの評価にエコーやサーモグラフィが有用である

● エコーを用いて皮膚表層から皮下組織を観察する場合は、なるべく分解能の高いエコーを選択するとよい

● サーモグラフィを用いて褥瘡を評価する場合は、温度そのものではなく、褥瘡周囲皮膚との比較を行い、相対的に温度分布を評価する

はじめに

創傷の治療戦略の第一歩は、敵を正しく知ることである。そのためには、例えば褥瘡であれば臨床でDESIGN-R®2020などのツールを用いて、簡便かつ定量的に治癒状態を評価することが重要である。これらは、主として肉眼的所見に基づいた評価ツールであるため、外側からは評価が困難な状況、例えば深部組織の損傷や不顕性の炎症などの評価には向いていない。

ここでは主に、褥瘡の管理上問題となる深部損傷褥瘡と臨界的定着に焦点をあて、超音波画像装置（エコー）、赤外線サーモグラフィを用いた褥瘡の検査について紹介する。

エコーやサーモグラフィは機器の発展により小型化が進み、臨床の褥瘡回診で普及しており、いまや必須の検査となりつつある（図1）。

DTIと臨界的定着の病態

機器を使用する前提として、観察対象である創傷で何が起こっているかを理解することが重要である。ここでは、DESIGN-R®2020に追加された創傷治癒を妨げる二大要因とし

て重要な「深部損傷褥瘡（deep tissue injury：DTI）」と「臨界的定着」の病態について簡単に述べる。

図1　ベッドサイドで使用しやすい携帯型エコーおよびサーモグラフィ装置の例

スマートフォン型超音波診断装置
iViz air®（富士フイルムメディカル株式会社）

スマートフォン脱着型サーモグラフィ装置
FLIR ONE Pro（フリアーシステムズジャパン株式会社）

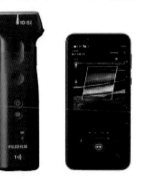
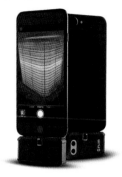

※本製品は医療用機器ではありません

1．深部損傷褥瘡（DTI）

　褥瘡は、表面から深部へと損傷が進む場合と、深部の損傷が先に生じ組織損傷が表面化する場合の2つに大別される。後者を特に「DTI」と呼んでいる。DTIは、深部に損傷があるものの表面からの視診や触診では十分に判断できないため、十分な体圧分散などの処置が遅れ、数日後に深い褥瘡となって顕在化する。外部から力が加わると、骨付近で作用・反作用の法則により皮膚表層と同様に力が発生する。それにより深部組織の血流が途絶え、低酸素状態に陥る。そのため、低酸素誘導因子（hypoxia inducible factor：HIF）が活性化することで、下流にある蛋白質分解酵素であるマトリックスメタロプロテイナーゼ（matrix metalloproteinase：MMP）の発現と活性化が亢進する。それにより組織損傷が進行しDTIとなる[1]。

2．臨界的定着（クリティカルコロナイゼーション）

　「臨界的定着」は、「クリティカルコロナイゼーション（critical colonization）」の日本語訳である。褥瘡のような難治性創傷の場合、常に外部の病原菌にさらされているため治癒の遅滞が生じやすい。クリティカルコロナイゼーションは、創感染に移行しそうな状態であり、創傷治癒遅延以外の感染徴候はないが抗菌薬を使用すると治癒速度が向上するなど、臨床的改善が得られる状態をいう。また、「感染（infection）」は増殖する細菌が組織内部に侵入して創に害を及ぼす状態を指す。褥瘡を有する患者は高齢であり、低栄養であることが多いためうまく免疫機能が働かないことが、クリティカルコロナイゼーションのような肉眼的に同定できない病態を生み出している。

　クリティカルコロナイゼーションの病態へのバイオフィルムの関与が指摘されている。バイオフィルムとは、細菌が分泌するムコ多糖や蛋白質、核酸などからなる粘性の細胞外高分子物質（extracellular polymeric substances：EPS）で細菌の集団が包まれた柱状構造体であり、組織への付着性と安定性がきわめて高い。創傷の表層にバイオフィルムが形成されると免疫細胞が異物と認識して炎症反応が引き起こされるが、バイオフィルムは免疫細胞が分泌する蛋白質分解酵素や活性酸素種への抵抗性が高いために、持続する炎症反応がクリティカルコロナイゼーションにつながると考えられる。

エコーの基本

エコーとは、もともと音の反響のことを指し、生体内に超音波（エコー）を放ち、対象に当たり跳ね返ってきたエコーをとらえて画像化している。反射波の強さをエコーレベルといい、Brightnessモード（Bモード）ではエコーレベルを輝度に変換し画像を描出している。基準となる部位よりも白く表れるものを高エコー、黒く表れるものを低エコー、エコーが認められず真っ黒に映るものを無エコーという。

エコーを用いて皮膚表層から皮下組織を観察するためには、なるべく分解能の高いエコーを選択するとよい。一方で、褥瘡患者の多くは寝たきりであるため、ベッドサイドでの検査が可能なものがよい。その両方を兼ね備えたスマートフォン型の超音波診断装置が褥瘡の観察には向いている。周波数が高いほど分解能が高く、褥瘡の観察には8MHz以上のリニアプローブを選択するとよい。

エコーにてどのように褥瘡部と周囲皮膚を観察すればよいのかをまとめたアルゴリズムに沿って、系統的に観察する（図2）[2]。DTIを疑わせる所見として、境界が明瞭な低エコー域や無エコー域、不均一な低エコー域、cloud-like像がある。

エコープローブの操作と読影には、ある程度のスキルと経験が必要になる。座学とハンズオンを含めて褥瘡エコーを体系的に学ぶための教育機関（次世代看護教育研究所〈https://ringne.or.jp/〉）もあるため、活用するとよい。

サーモグラフィの基本

赤外線サーモグラフィとは、物体から放射される赤外線を検出し、そのエネルギー量を温度に変換して得られる画像のことで、温度の二次元的分布の把握が容易となる。赤外線サーモグラフィ装置も科学の進歩に伴い、高性能化、小型化が進んでいる。ここでいう高性能化とは温度分解能の向上であり、より細かい温度の違いを正確に測り分けることが可能になってきている。また、コンパクトデジタルカメラサイズの赤外線サーモグラフィも登場してきており、持ち運びが容易である。赤外線サーモグラフィを用いた生理検査の場合、恒温室での一定時間の馴化など被験者側の準備が重要となるが、褥瘡患者の場合はそのような条件の統一が難しい。また、創部はドレッシング材が貼付されていることがほとんどであり、外した後に温度が一定になるまで待つことは患者の負担が大きいため困難である。そこで、褥瘡サーモグラフィでは温度そのものではなく、褥瘡周囲皮膚との比較を行い、相対的に温度分布を評価することでこの問題を解決した。

図3（p.60）に示すように、正常な治癒過程をたどる褥瘡では、創底の温度は創周囲よりも低いことが多い。一方、感染褥瘡では明らかに創底の温度が周囲皮膚よりも上昇しており、著明な炎症が起こっていることが推察される。クリティカルコロナイゼーションがみられる褥瘡では、肉眼的に炎症徴候がない場合でも微細な炎症が生じており、創底の温度が創周囲よりも上昇していることがわかる[3]。

サーモグラフィを用いた温度測定の際の留意点は次の通りである。一つ目に、褥瘡表面

図2　エコーによる褥瘡部・創周囲観察のアルゴリズム

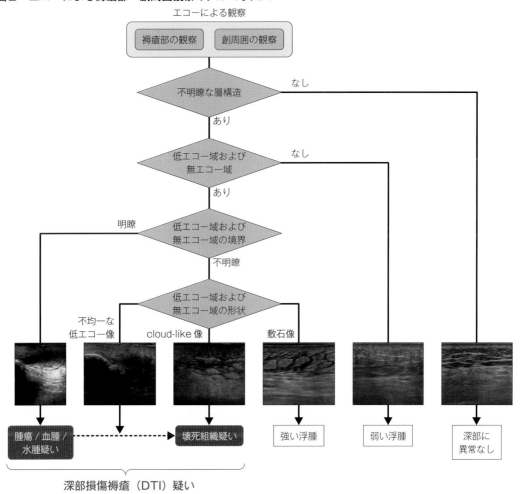

Matsumoto M, Nakagami G, Kitamura A, et al：Ultrasound assessment of deep tissue on the wound bed and periwound skin：A classification system using ultrasound images. J Tissue Viability 2021；30（1）：28-35. を参考に作成

に黒色の壊死組織がみられる場合は、温度測定が妥当でない可能性があるため避ける必要がある。赤外線サーモグラフィは対象物によって放射率（皮膚であれば0.98）を設定するが、黒色壊死の場合には放射率が異なっていることが考えられるからである。

2つ目に、四肢の褥瘡に対するサーモグラフィを用いたアセスメントについては、妥当性が検証されていない。特に下肢は血流の影響を大きく受けるため、仙骨や尾骨など体幹にできた褥瘡とは温度分布が異なる可能性がある。撮影時の留意点は通常の写真と同様であるが、褥瘡に対して正面から、周囲皮膚を十分含むようにして撮影する。

図3　サーモグラフィによるクリティカルコロナイゼーションの同定

感染	クリティカルコロナイゼーション	正常治癒

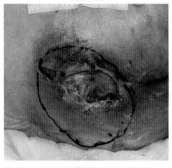 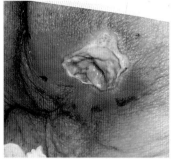 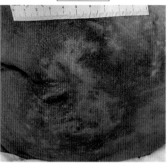

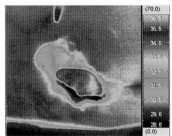 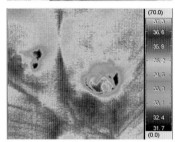 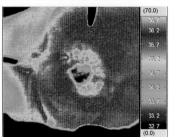

┃ エコーとサーモグラフィを用いたDTIの見かた

　DTI疑いの症例でのエコーとサーモグラフィの見かたを紹介する（**図4**）。50歳代の女性で、尾骨部に褥瘡を有していた。初回アセスメント時に褥瘡部が暗赤色を呈しており、1か月で重症褥瘡へと悪化した。健常部とは明らかに異なる不均一な低エコー像を呈しており、層構造が不明瞭であった。これは壊死組織を疑う所見である。さらに、サーモグラフィ上では周囲皮膚よりも創底の温度が上昇しており、深部組織損傷による炎症を反映している所見が得られた。以上から、エコーやサーモグラフィを用いてDTI疑いをアセスメントし、悪化する部分を予測することで、予防的な介入を早期に開始することが可能となる。

引用文献

1. Sari Y, Sanada H, Minematsu T, et al：Vibration inhibits deterioration in rat deep-tissue injury through HIF1-MMP axis. Wound Repair Regen 2015；23（3）：386-393.
2. Matsumoto M, Nakagami G, Kitamura A, et al：Ultrasound assessment of deep tissue on the wound bed and periwound skin：A classification system using ultrasound images. J Tissue Viability 2021；30（1）：28-35.
3. Nakagami G, Sanada H, Iizaka S, et al：Predicting delayed pressure ulcer healing using thermography：a prospective cohort study. J Wound Care 2010；19（11）：465-470.

図4　深部損傷褥瘡（DTI）疑い症例のエコーおよびサーモグラフィ画像

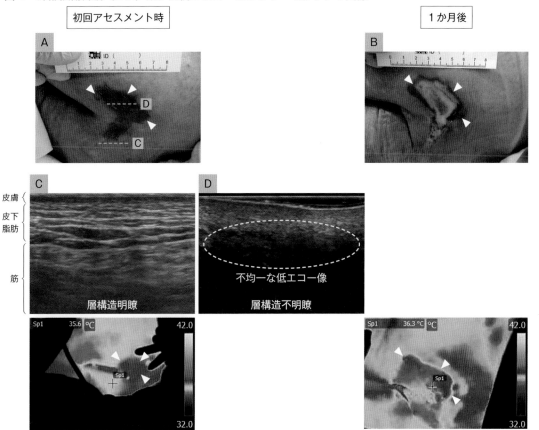

初回アセスメント時　　　　　　　　　　　　　　　1か月後

皮膚
皮下脂肪
筋

層構造明瞭　　　　　不均一な低エコー像　層構造不明瞭

暗赤色を呈しDTIが疑われた。皮膚欠損は認めない（A上：矢頭で囲まれた部位）。1か月後では皮膚欠損と黄色壊死を認める（B上：矢頭で囲まれた部位）。

緑色の破線：エコープローブを当てた部位（C：健常部、D：褥瘡部）。対応部位の温度が周囲皮膚の温度よりも高い（A下：矢頭で囲まれた部位）。対応部位の温度が周囲皮膚の温度よりも低い（B下：矢頭で囲まれた部位）。

血液データの見かた
①炎症・感染：WBC・CRP・ESR/骨髄炎の所見を含めて

清水昌美

| POINT |

- ●炎症や感染の代表的な指標には、白血球（WBC）、C反応性蛋白（CRP）、赤血球沈降速度（ESR）、プロカルシトニン（PCT）がある

- ●血液データに患者の自覚症状、全身状態、他覚所見を加え、総合的に創部の状態を判断する

- ●骨髄炎の血液検査では、WBC、CRP、ESR、PCTなどの炎症反応が増加する

　創部の炎症所見や感染兆候をみたときに、血液データを指標にすることは多い。ただし、血液データと創部の状態が必ずしも相関関係にあるわけではないため注意が必要である。血液データに患者の自覚症状、全身状態、他覚所見を加え、総合的に創部の状態を判断することが重要である。

　炎症や感染の指標となる血液検査データの項目にはいくつかあるが、代表的な白血球（white blood cell：WBC）、C反応性蛋白（C-reactive protein：CRP）、赤血球沈降速度（erythrocyte sedimentation rate：ESR）、プロカルシトニン（procalcitonin：PCT）について述べる。また、代表的な骨髄炎の例を用いて、血液検査データの時系列変化を提示する。

WBC　基準範囲：3,300〜8,600（/μL）

　白血球は血液に含まれる細胞成分の一つで、血管内や組織内で体内に侵入した異物や細菌などから体を守る働きをする。白血球数は感染症や血液疾患などさまざまな疾患や病態により増減を示す。創部の炎症や感染を疑うときに、白血球数を指標としていることが多いが、**表1**のような疾患でも白血球数の増減はみられるため、患者の背景にある疾患や病態を確認しながら判断していく。加えて、白血球数の異常を認めた場合は、白血球分画検査を確認し、白血球数の種類を同定するとよい（**表2**）。

　身体に侵入した細菌や異物を撃退するときには好中球消費が増大するため、血液中の好中球数（桿状核球等）が増加（左方移動）するので、創部感染の評価に用いることが多い。

表1　WBCの異常値で考えられる疾患

白血球数高値	白血球数低値
●血液疾患 ●炎症性疾患 ●悪性腫瘍 ●アレルギー疾患 ●副腎皮質ステロイド投与 ●ストレス・喫煙など	●血液疾患 ●膠原病・自己免疫疾患 ●化学療法・放射線療法 ●がんの骨髄転移 ●脾機能亢進など

表2　白血球分画の正常分布と増加で疑われる病態

白血球分画の正常分布		増加で疑われる病態
好中球	40～60%	感染症、炎症性疾患、慢性骨髄性白血病、ステロイド投与など
リンパ球	20～40%	ウイルス感染症、リンパ系腫瘍など
単球	2～8%	自己免疫疾患、感染症（EBウイルス・真菌・結核菌など）、悪性疾患など
好酸球	1～4%	アレルギー性疾患、気管支喘息、寄生虫感染など
好塩基球	0.5～1%	アレルギー、炎症性疾患、慢性骨髄性白血病など

CRP　基準範囲：0.14mg/dL以下

　体内で炎症反応や組織の破壊が起きているときに血中に現れる蛋白質である。炎症時に著明な増加を認め、病態改善後はすみやかに低下するため、病態の診断や治療効果の評価に用いられることが多い。CRPは特異性のない炎症性疾患の血液マーカーであり、さまざまな病態や疾患でも高値を示す（**表3**）。

　CRPは細菌性感染の炎症性反応開始から6時間程度は上昇せず、増加が明らかになるのは12時間程度であり、比較的反応が遅い。そ

表3　CRP高値を示す病態

●感染症（細菌性・ウイルス性など）、敗血症
●外傷・熱傷
●自己免疫疾患（関節リウマチ・リウマチ性多発筋痛症など）
●悪性腫瘍
●心筋梗塞
●炎症を起こす疾患（胃炎・腸炎など）

のため、炎症の指標としては白血球数増加のほうが早期診断には有用である（**図1**〈p.64〉）。

ESR　基準範囲：成人男性2～10mm/時、成人女性3～15mm/時
（異常とみなされるのは男女とも20mm/時以上）

　赤血球が試薬内を沈んでいく速さを測定する検査であり、炎症マーカーである。この速度が、炎症・組織の崩壊・血漿蛋白異常を反映させるため、初診時のスクリーニング検査

や慢性疾患の経過観察の際に使用する。しかし、疾患の特異性が低く、さまざまな疾患で異常値を示す（**表4**）。

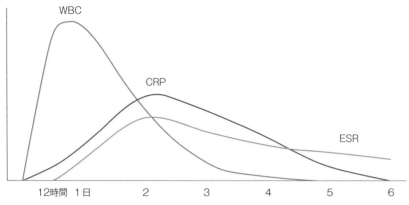

図1　炎症性マーカーの動態

WBC

CRP

ESR

12時間　1日　2　3　4　5　6

細菌感染後、白血球が早期に増加し、CRPは白血球より遅れて上昇する。

表4　ESRの異常値を示す病態

亢進	遅延
●赤血球減少（貧血・妊娠など） ●フィブリノーゲン、α-グロブリンの増加（炎症性疾患・感染症・膠原病・悪性腫瘍など） ●免疫グロブリンの増加（慢性感染症・膠原病など） ●血液疾患（多発性骨髄腫・悪性リンパ腫など） ●アルブミンの低下（ネフローゼ症候群・肝硬変など）	●赤血球増多（多血症・脱水など） ●播種性血管内凝固症候群（DICなど） ●免疫グロブリンの減少など

PCT　基準範囲：1.0μg/L未満

　カルシトニンの前駆体で、感染の際にエンドトキシンや炎症性サイトカインの刺激で誘導され、甲状腺以外の全身の臓器・組織で産生され重症度とともに上昇する[1]。反応時間は約2〜3時間と早く、24時間程度でピークに達し、半減期は24時間程度である。ウイルス感染では増加が起こりにくいため、細菌感染とウイルス感染の鑑別に利用できるとされている[2]。ただし、細菌感染以外の侵襲的病態でも上昇し、局所感染では上昇しにくいという点もある。

骨髄炎の所見と血液データ

　骨髄炎は骨の感染症であり、進行性の骨破壊と腐骨形成を特徴とする難治性感染症の一つである。一般的に6週間以上治らない創傷、炎症マーカーの上昇がある場合は骨髄炎の合併を疑うべき[3]とされている。画像検査、骨生検での細菌同定と病理検査などにより診断がつけられる。

　血液検査では、WBC、ESR、CRP、PCTなどの炎症反応が増加する（ESRやCRPは治療効果判定の指標として参考になる）。次ページに、SSI症例の血液データの推移を示す。

- 60歳代、女性
- 診断名：左肺がん
- 既往：なし
- 経過：左上葉切除術10日後に38℃台の発熱と創部の発赤、腫脹があり手術部位感染（surgical site infection：SSI）の診断で入院となった。入院後、洗浄とデブリードマンを適宜施行し、V.A.C.ULTA®型陰圧維持管理装置を用いてベラフロ治療を施行し、創面環境調整（wound bed preparation：WBP）を行った。微熱が続き、WBC、CRP、ESRの増加がみられたため、CT・MRIを施行し、胸骨骨髄炎を認めた。胸骨柄骨掻爬、縦郭膿瘍空後にはCRP、WBC、ESR値の低下を認め、PCTは0.46と基準範囲となった。骨掻爬2週間後に大胸筋皮弁術を施行し組織欠損部を充填した。その10日後に退院となった。

図　入院から退院までの炎症マーカーの動態

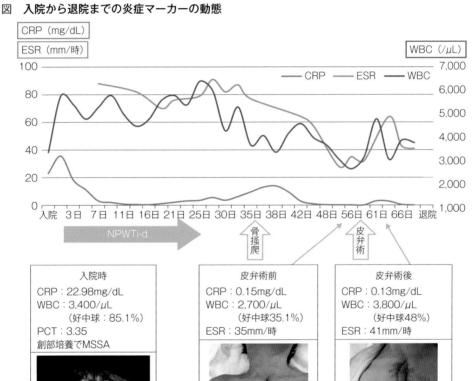

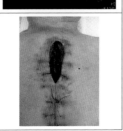

入院時
CRP：22.98mg/dL
WBC：3,400/μL
　　　（好中球：85.1%）
PCT：3.35
創部培養でMSSA

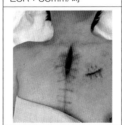

皮弁術前
CRP：0.15mg/dL
WBC：2,700/μL
　　　（好中球35.1%）
ESR：35mm/時

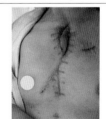

皮弁術後
CRP：0.13mg/dL
WBC：3,800/μL
　　　（好中球48%）
ESR：41mm/時

まとめ

　創状態が改善しているようにみえても、患者の状態や血液データの異常から創感染を疑うことが必要である。治療やケアを行ううえで多角的な視点をもつことは大切であり、「木を見て森を見ず」のようなことがないように心がけたい。

引用文献

1. 田口茂正：プロカルシトニン. 清水敬樹編, ICU実践ハンドブック. 羊土社, 東京, 2011：429.
2. 志馬伸朗：炎症反応バイオマーカー. レジデントノート 2021；22（16）：3001.
3. 館正弘：骨髄炎. 市岡滋監修, 創傷のすべて. 克誠堂出版, 東京, 2012：258.

参考文献

1. 丸山道生：炎症マーカー検査. 臨床栄養 2018；133（4）：456-457.
2. 常名政弘：血算. 臨床栄養 2018；133（4）：475-478.
3. 半下石明：白血球分画. 臨床栄養 2018；133（4）：480-483.
4. 志馬伸朗：炎症反応バイオマーカー. レジデントノート 2021；22（16）：2998-3003.
5. 田口茂正：プロカルシトニン. 清水敬樹編, ICU実践ハンドブック. 羊土社, 東京, 2011：429-431.
6. Wong CH, Khin LW, Heng KS, et al：The LRINEC（Laboratory Risk Indicator for Necrotizing Fasciitis）score：a tool for distinguishing necrotizing fasciitis from other soft tissue infections. Crit Care Med 2004；32（7）：1535-1541.
7. 石川耕資, 南本俊之, 一村公人, 他：壊死性筋膜炎と重症蜂窩織炎の鑑別診断におけるLRINEC scoreの有用性の検討. 創傷 2014；5（1）：22-26.
8. 清水宏：あたらしい皮膚科学 第3版. 中山書店, 東京, 2018：526-527.
9. 藤井美樹, 寺師浩人：糖尿病性足潰瘍における骨髄炎の診断と治療. 日本下肢救済・足病学会誌 2015；7（1）：31-39.
10. 石井隆弘：骨髄炎. 検査と技術 2018；46（3）：332-333.

column

LRINEC（Laboratory Risk Indicator for Necrotizing Fasciitis）score

　皮膚軟部組織の重症感染症として、壊死性筋膜炎やガス壊疽のような壊死性軟部組織感染症（necrotizing soft-tissue infection：NSTI）がある。NSTIとほかの軟部組織感染症との鑑別診断に用いられるツールがLRINEC score（**表**）である。6点以上であればNSTIを疑い、8点以上でNSTIの可能性が非常に高いとされている。ただし、LRINEC scoreは臨床所見、画像所見に加えた補助的診断ツールとして有用ではあるが、NSTIに特異的ではないため他の疾患との鑑別を行うことも重要である。

（清水昌美）

表　LRINEC score

CRP	15.0mg/dL以上（4点）	
白血球	15,000～25,000/μL（1点）	25,000/μL以上（2点）
ヘモグロビン	11.0～13.5g/dL（1点）	11g/dL以下（2点）
血清ナトリウム	135mEq/L以下（2点）	
血清クレアチニン	1.6mg/dL以下（2点）	
血糖値	180mg/dL以上（2点）	

Wong CH, Khin LW, Heng KS, et al：The LRINEC（Laboratory Risk Indicator for Necrotizing Fasciitis）score：a tool for distinguishing necrotizing fasciitis from other soft tissue infections. Crit Care Med 2004；32（7）：1535-1541. より引用

血液データの見かた
②栄養状態：Albなど、リンパ球数も含めて

池田弘人

| POINT |

● 栄養状態自体が創治癒期間を左右し、栄養不良による免疫機能低下によって創治癒が遅延する可能性があるため、栄養状態を把握しておくことは重要である

● 栄養を評価するための指標には、末梢血総リンパ球数（TLC）、アルブミン（Alb）、トランスサイレチン（プレアルブミン）、レチノール結合蛋白、トランスフェリンなどの血清蛋白や脂質が用いられる

● 複合的な評価法としてCONUTやPNIを使用する

はじめに

　創傷治療の戦略において、栄養状態を把握しておくことは重要な要素である。その理由は、栄養状態自体が創治癒期間を左右すること、栄養不良により免疫機能が低下していれば易感染状態となり創治癒前に細菌感染を合併し創治癒が遅延する可能性があること、などである。

血液データを用いた栄養評価

　栄養評価をするための指標として、末梢血総リンパ球数（total lymphocyte count：TLC）や、アルブミン（Alb）、トランスサイレチン（プレアルブミン）、レチノール結合蛋白、トランスフェリン、C反応性蛋白（CRP）などの血清蛋白、総コレステロール、トリグリセリド（中性脂肪）などの脂質が用いられる。

　複数のデータを加味した評価法としてCONUT（controlling nutritional status）やPNI（prognostic nutritional index）などがある（**表1**）。

表1　代表的な血液データによる栄養評価

血液生化学検査	●末梢血総リンパ球数（TLC） ●総蛋白、Alb、CRP、トランスサイレチン（プレアルブミン）、レチノール結合蛋白、トランスフェリン ●総コレステロール、トリグリセリド（中性脂肪）
CONUT	●アルブミン値、総リンパ球数、総コレステロール値をスコア化し合計ポイントで評価
PNI	●小野寺のPNI＝（10×Alb）＋（0.005×総リンパ球数） ●BuzbyのPNI＝158－（16.6×Alb）－（0.78×上腕三頭筋皮下脂肪厚）－（0.22×トランスフェリン）－（5.8×遅延性皮膚過敏反応）

末梢血総リンパ球数（TLC）

　古くから栄養不良は易感染状態を招くことが知られており、免疫能は栄養指標となることが示されてきた。TLCはT細胞系の免疫能を反映し栄養状態に影響される。基礎疾患による変動が大きいのが栄養指標としての欠点である。

　リンパ球・単球比（lymphocyte to monocyte ratio：LMR）、好中球・リンパ球比（neutrophil to lymphocyte ratio：NLR）は、血液中の白血球成分の割合により全身炎症状態を評価する指標として用いられてきた[1,2]。これらの免疫栄養マーカー検査は、検査しやすく安価であるため多くの医療機関で用いることができる。さらに詳細なデータとしては、リンパ球サブセット解析（CD4/CD8比など）が有用だが、一般の栄養アセスメントでは用いられない。

蛋白

　がんなどの慢性的な全身性炎症反応があると、IL-6などのサイトカインが産生され、これにより肝臓でのCRP合成が亢進する。すると、そのネガティブフィードバックによりAlbの合成が減少する。特に肝細胞がんでは、Alb値は肝臓の予備能力と全身性炎症反応に由来する栄養障害の両方を反映している。これらの理由で、Albが慢性的な栄養障害を生じる状態にある患者の栄養評価に用いられることが多い[3]。蛋白は短期的栄養評価としてよく用いられ、特にトランスサイレチン（プレアルブミン）、レチノール結合蛋白、トランスフェリンは、rapid turnover protein（RTP）と称され、半減期が短く、短期間に鋭敏に上下する（**表2**）。

　重症熱傷においてはトランスサイレチンに関する報告が多くみられ、Albに比し鋭敏に変化することが示されている[4]。Bergerらヨーロッパ臨床栄養代謝学会（ESPEN）のICUの栄養ガイドラインを作成したグループによる検討では、トランスサイレチンについて炎症状態の影響を受けるためCRPを同時測定して判定すればよい指標となる、と述べられている[5]。しかし、限られた施設あるいは外注となる検査であることから、鋭敏ではあるが比較的高額なために頻回な検査が容認されていない。

表2　栄養指標となる血液中の蛋白成分

	正常値	半減期	備考
Alb	3.7〜5.5g/dL	約17日	体内プールが多く鋭敏さに欠ける
プレアルブミン（トランスサイレチン）	21〜43mg/dL	約2日	甲状腺ホルモンを運搬、RBPと複合体を形成、腎機能障害で増加
レチノール結合蛋白（RBP）	2.5〜8.0mg/dL	6〜12時間	ビタミンAの特異的結合蛋白、腎機能障害により増加、ビタミンA欠乏症で低下
トランスフェリン	205〜370mg/dL	7〜10日	貧血時に上昇

脂質

　全身栄養状態の評価として総コレステロールやトリグリセリドが有用であることは、それぞれの脂質が生体機能維持に必要不可欠であるので理解しやすいと思われる。しかし、鋭敏に反応するとはいいがたい。

複合的評価法

　CONUTは、一般的に測定されている検査項目であるAlb、TLC、総コレステロール値をスコア化し、3つのスコアを積算して求めたCONUT値を栄養評価の指標として用いる[6]。この値は蛋白代謝、免疫能、脂質代謝という3つの指標を反映したもので、栄養レベルは正常、軽度異常、中等度異常、高度異常の4段階に評価される。CONUTは、主観的包括的栄養評価（subjective global assessment：SGA）との高い相関が認められ、種々の疾患での栄養評価に用いられてきている[7]。

　小野寺らが報告した予後栄養指数（prognostic nutritional index：PNI）は血清Alb値と総リンパ球数を栄養状態の指標要素として組み合わせたものである[8]。がんの術前栄養状態を評価し、術後合併症発症率を予測する指標として用いられる。

　BuzbyらのPNIは、血清Alb値、上腕三頭筋皮下脂肪厚、血清トランスフェリン値、遷延性皮膚過敏反応を要素として取り入れている[9]。

まとめ

　血液データによる評価は客観的で簡便だが、それぞれに欠点がある。複合的評価も同様で、現在でも新たな評価法が示されている。

創傷の治療戦略の前に「おさえておくこと」（病態の知識・検査など）

血液データの見かた　②栄養状態：Albなど、リンパ球数も含めて　　69

引用文献

1. Chen JC, Chan DL, Diakos CI, et al：The lymphocyte-to-monocyte ratio is a superior predictor of overall survival in comparison to established biomarkers of resectable colorectal Cancer. Ann Surg 2017；265（3）：539-546.

2. Guthrie GJ, Charles KA, Roxburgh CS, et al：The systemic inflammation-based neutrophil-lymphocyte ration：experience in patients with cancer. Crit Rev Oncol Hematol 2013；88（1）：218-230.

3. 天野晃滋, 石木寛人：がん悪液質の病態生理と緩和ケアでの治療戦略における栄養サポートの重要性. Palliative Care Research 2017；12（2）：401-407.

4. Brose L：Prealbumin as a marker of nutritional status. J Burn Care Rehabil 1990；11（4）：372-375.

5. Berger MM, Annika Reintam-Blaser A, Calder PC, et al：Monitoring nutrition in the ICU. Clin Nutr 2019；38（2）：584-593.

6. Ignacio de Ulibarri J, Gonzalez-Madrono A, de Villar NG, et al：CONUT：a tool for controlling nutritional status. First validation in a hospital population. Nutr Hosp 2005；20（1）：38–45.

7. Kuroda D, Sawayama H, Kurashige J, et al: Controlling Nutritional Status（CONUT）score is a prognostic marker for gastric cancer patients after curative resection. Gastric Cancer 2018；21（2）：204-212.

8. Onodera T, Goseki N, Kosaki G：Prognostic nutritional index in gastrointestinal surgery of malnourished cancer patients. Nihon Geka Gakkai Zasshi 1984；85（9）：1001-1005.

9. Buzby GP, Mullen JL, Matthews DC, et al：Prognostic nutritional index in gastrointestinal surgery. Am J Surg 1980；139（1）：160-167.

創傷の治療戦略に関する薬剤の見かた

関根祐介

| POINT |

●創傷の治療戦略に関する薬剤は、「創傷治癒過程に影響する薬剤」「創傷に影響する疾患の治療薬」「創傷を誘発する薬剤」に分けられる

●創傷治癒に至る条件として全身的因子にも注目し、薬剤の影響を考慮することが大切である

はじめに

創傷治療に関与する細胞の活動に影響を及ぼす因子としては、年齢・基礎疾患・肥満・体温・環境温度・栄養・感染・薬剤などが知られている。これらの因子は全身的因子と局所的因子に分けられる。本稿では、全身的因子として薬剤について解説する。

創傷の治療戦略に関する薬剤

創傷の治療戦略に関する薬剤は文献や添付文書などで報告されている（**表1**）。これらは、①創傷治癒過程に影響する薬剤、②創傷に影響する疾患の治療薬、③創傷を誘発する薬剤に分類できる（**表2**）。

1．創傷治癒過程に影響する薬剤

創傷治癒過程は、出血・凝固期、炎症期、増殖期、成熟期に分かれ、血小板、リンパ球、マクロファージ、線維芽細胞、血管内皮細胞などの細胞やトランスフォーミング増殖因子β（transforming growth factor-β：TGF-β）、線維芽細胞増殖因子（fibroblast growth factor：FGF）などの増殖因子・サイトカイン、マトリックスメタロプロテイナーゼ（matrix metalloproteinase：MMP）などの蛋白分解酵素が関与する[1]。創傷治癒過程においては、アミノ酸、ビタミン、微量元素やホルモンなどが必須で、欠乏している場合は食品や薬剤で補充し創傷治癒を促す。創傷治癒過程を妨げる薬剤として、出血・凝固期では抗血小板薬・抗凝固薬、炎症期ではステロイド、NSAIDs、免疫抑制薬、生物学的製剤、増殖期では抗がん剤や亜鉛キレート

表1　添付文書で創傷治癒遅延の報告がある薬剤

分類		一般名	販売名
抗がん剤	キナーゼ阻害薬	アキシチニブ	インライタ®
		カボザンチニブリンゴ酸塩	カボメティクス®
		スニチニブリンゴ酸塩	スーテント®
		パゾパニブ塩酸塩	ヴォトリエント®
		レンバチニブメシル酸塩	レンビマ®
	VEGF阻害薬	アフリベルセプト　ベータ	ザルトラップ®
		ベバシズマブ	アバスチン®
	mTOR阻害薬	テムシロリムス	トーリセル®
	アルキル化薬	カルムスチン	ギリアデル®
肝炎治療薬	インターフェロン製剤	ペグインターフェロンα-2b	ペグイントロン®
		リバビリン	レベトール®

表2　創傷の治療戦略に関する薬剤

創傷治癒過程に影響する薬剤	出血・凝固期	抗血小板薬・抗凝固薬
	炎症期	ステロイド、NSAIDs、免疫抑制薬 生物学的製剤
	増殖期	抗がん剤、亜鉛キレート剤
創傷に影響する疾患の治療薬	糖尿病	糖尿病治療薬、末梢循環改善薬、脂質異常症治療薬など
	末梢閉塞性動脈疾患	抗血小板薬、抗凝固薬、プロスタグランジンE_1製剤、脂質異常症治療薬、糖尿病治療薬、降圧薬など
創傷を誘発する薬剤	褥瘡	睡眠・鎮静薬、抗不安薬、精神神経用薬、麻酔薬、麻薬
	スキン-テア	ステロイド、抗血小板薬、抗凝固薬、抗がん剤

剤などが挙げられる。

①抗血小板薬・抗凝固薬

　抗血小板凝集作用は創部からの一次止血能低下および、それに続く創傷治癒の遅延を招くとされている。しかしながら、抗血小板薬・抗凝固薬による創傷治癒が問題となることは稀である。抗血小板作用による循環障害の改善は創傷治療につながる一方で、皮下出血により創傷（スキン-テア）が発生する可能性がある。

②ステロイド

　ステロイドは、白血球・マクロファージ・リンパ球などの機能を抑制させ、サイトカインや増殖因子の産生が阻害、血管新生やコラーゲン増生能が低下することで創傷治癒阻害が生じる。さらに、コラーゲン産生抑制により結合組織が破綻し、皮膚に線条や萎縮・菲薄化を生じさせるため、毛細血管を保護する組織が脆弱となり、裂創などの二次的皮膚損傷が生じやすくなる。ステロイドの長期投与は創傷治癒阻害や皮膚を薄化させる。

③生物学的製剤

生物学的製剤は、腫瘍壊死因子（tumor necrosis factor：TNF）やインターロイキン（interleukin：IL）などの炎症性サイトカインを阻害する薬剤で、関節リウマチ・乾癬・アトピー性皮膚炎などに用いられる。生物学的製剤（特にTNF阻害薬）では、炎症性サイトカインを阻害することにより創傷治癒遅延が危惧されている。

周術期における生物学的製剤の休薬は、原疾患の再燃が生じる恐れがあるため、半減期を考慮した休薬（米国は少なくとも1週間、英国では半減期の3～5倍）を推奨している。手術後は創がほぼ完全に治癒し、感染の合併がないことを確認できれば再投与が可能である[2]。

④抗がん剤

細胞障害性抗がん剤は、細胞の分裂機構に作用し細胞増殖を抑える。創傷治癒への直接的副作用として、線維芽細胞や表皮細胞の分裂抑制や、骨髄抑制による血小板や炎症性細胞の減少などが影響する。間接的副作用としては、悪心・嘔吐による栄養不良が影響しうる。

分子標的薬は腫瘍細胞あるいはその支持細胞（血管など）の増殖維持にかかわる分子の機能抑制により抗腫瘍効果を示す。増殖因子の細胞内シグナルを阻害する小分子薬のうち、上皮成長因子受容体（epidermal growth factor receptor：EGFR）阻害薬は、表皮萎縮・角化異常より表皮再生遅延や血管拡張性肉芽腫様の不良肉芽を生ずる。血中増殖因子や、その膜受容体など細胞外分子を標的とする抗体薬のうち、血管内皮細胞増殖因子（vascular endothelial growth factor：VEGF）阻害薬では創傷治癒遅延を起こす。VEGF阻害による血管新生の抑制が創傷治癒遅延の機序と考えられており、外科的手術の際には休薬期間が必要となる（**表3**）[3]。

2．創傷に影響する疾患の治療薬

創傷に影響する疾患としては、糖尿病や末梢閉塞性動脈疾患などがある。

①糖尿病

糖尿病による高血糖は免疫細胞の機能低下・動脈硬化による血流障害・神経障害による皮膚バリア機能低下などを引き起こし、創傷治癒が遅延する。そのため、HbA1c 7％未満、空腹時血糖値130mg/dL未満、食後2時間血糖値180mg/dL未満を目標に治療する。経口糖尿病治療薬は7系統に大別され（**表4**）、単剤を少量から開始し、必要に応じて増量または作用機序の異なる薬剤を追加、あるいはインスリン治療の併用・変更を検討する。第1段階にはビグアナイド薬を使用することが一般的である[4]。

②末梢閉塞性動脈疾患

末梢閉塞性動脈疾患は、冠動脈以外の末梢動脈である大動脈、四肢動脈などの閉塞性疾患で下肢閉塞性動脈硬化症（arteriosclerosis obliterans：ASO）やバージャー病などがある。閉塞性疾患の病態では、動脈硬化や血管炎、外傷、解剖学的走行異常、形成異常などの原因がある。

治療としては血行改善として抗血小板薬、抗凝固薬やプロスタグランジンE$_1$（prostaglandin E$_1$：PGE$_1$）製剤を基礎疾患治療として、脂質異常症治療薬、糖尿病治療薬、降圧薬などを用いる[5]。

3．創傷を誘発する薬剤

薬剤の投与により創傷を誘発することがある。特に、褥瘡とスキン-テアに注意が必要である。

①褥瘡

重複投与や過量投与・誤服用などの不適切な薬剤投与後に過鎮静・無動となり、外力が

表3　手術時に休薬を考慮する抗がん剤

分類	一般名	販売名	半減期	休薬期間のめやす
キナーゼ阻害薬	ソラフェニブトシル酸塩	ネクサバール®	25.5時間	・手術前：明確な休薬期間はないが7日間程度の休薬を推奨 ・手術後：十分な創傷治癒を確認したうえで投与開始（臨床試験では手術後4週間未満は対象外）
	スニチニブリンゴ酸塩	スーテント®	49.5時間（未変化体） 75.3時間（活性代謝物）	・手術前：7〜10日間の休薬を推奨 ・手術後：十分な創傷治癒を確認したうえで投与開始（臨床試験では手術後4週間未満は対象外）
	パゾパニブ塩酸塩	ヴォトリエント®	21.4〜42.5時間	・手術前：明確な休薬期間はないが7日間程度の休薬を推奨 ・手術後：十分な創傷治癒を確認したうえで投与
	レゴラフェニブ水和物	スチバーガ®	24.8時間	・手術前：少なくとも2週間の休薬を推奨 ・手術後：十分な創傷治癒を確認したうえで投与開始
	アキシチニブ	インライタ®	4.8〜5.9時間	・手術前：少なくとも24時間の休薬を推奨 ・手術後：十分な創傷治癒を確認したうえで投与開始
	レンバチニブメシル酸塩	レンビマ®	35.4時間	・手術前：少なくとも7日間（軽度処置の場合は2日間）の休薬を推奨 ・手術後：十分な創傷治癒を確認したうえで投与開始（臨床試験では手術後3週間未満は対象外）
	バンデタニブ	カプレルサ®	90.2〜115時間	・手術前：明確な休薬期間はないが7日間程度の休薬を推奨 ・手術後：十分な創傷治癒を確認したうえで投与
	カボザンチニブリンゴ酸塩	カボメティクス®	111時間	・手術前：3週間程度の休薬 ・手術後：少なくとも2週間、適切な創傷治癒までは投与を控える（米国添付文書）
VEGF阻害薬	アフリベルセプトベータ	ザルトラップ®	115〜133時間	臨床試験において、手術後28日未満、大手術後42日未満の患者は除外
	ベバシズマブ	アバスチン®	11.68〜13.40時間	・手術前6〜8週間、術後4週間の休薬を推奨 ・CVポート設置後1週間は休薬
	ラムシルマブ	サイラムザ®	183時間	・手術前後4週間の休薬を推奨 ・CVポート設置後1週間は休薬

（次ページにつづく）

分類	一般名	販売名	半減期	休薬期間のめやす
mTOR阻害薬	テムシロリムス	トーリセル®	15時間 （未変化体） 60時間 （活性代謝物）	・手術前：明確な休薬期間はないが7日間程度の休薬を推奨 ・手術後：十分な創傷治癒を確認したうえで投与開始
	シロリムス	ラパリムス®	47.7時間	・手術前：明確な休薬期間はないが7日間程度の休薬を推奨 ・手術後：十分な創傷治癒を確認したうえで投与開始

表4　糖尿病治療薬の特徴

作用	種類	細小血管症合併症予防効果の実証		大血管症・死亡予防効果の実証		体重増加	低血糖
		アジア人	欧米人	アジア人	欧米人		
インスリン抵抗性改善	ビグアナイド薬		◎	○（日本人） ◎（中国人）	◎	−	−
	チアゾリジン薬			△（日本人）	△	+	−
インスリン分泌促進	スルホニル（SU）薬		◎		○	+	+
	グリニド系薬				○	+	+
	DPP-4阻害薬				△	−	−
食後高血糖改善	α-グルコシダーゼ阻害薬				△	−	−
ブドウ糖排泄促進	SGLT2阻害薬				◎	−	−
注射	インスリン	◎（日本人）	◎		○	+	+
	GLP-1受容体作動薬				◎	−	−

◎：実証されている、○：示唆されている、△：有意性は実証されていない、空欄：エビデンスなし

かかることで発症した褥瘡を、薬剤誘発性褥瘡としている。薬剤誘発性褥瘡は、日常生活自立度は比較的保たれていること、認知症などの基礎疾患を有する場合が多い。日本褥瘡学会員を対象とした調査（2019年）において、原因薬剤として催眠鎮静薬・抗不安薬、全身麻酔薬、精神神経用薬、麻薬などが挙げられた[6]。

②スキン-テア

スキン-テアは、摩擦・ずれによって皮膚が裂けて生じる真皮深層までの損傷（部分層損傷）である。スキン-テアのリスク要因は個体要因と外力発生要因があり、全身性の個体要因として加齢・低栄養・薬剤などが挙げられている。ET/WOCNの所属施設におけるスキン-テアの実態調査（2014年）では、薬剤の使用歴は、ステロイド27.5%、抗凝固薬43.3%、抗がん剤15.3%であった[7]。

おわりに

　創傷の治療戦略は局所治療がメインであり、創傷治癒に至る条件を調整することが重要である。創傷治癒に至る条件として全身的因子にも注目し、薬剤の影響を考慮することが大切である。特に、新たな創傷の発生時や創傷治癒が遅延している場合には評価を実施する。また、高齢者や基礎疾患が多い患者はポリファーマシーになりやすく、薬剤の有効性・安全性に加えて服薬アドヒアランスなどの問題点を、多職種で見直していくことが必要である。

引用文献

1. 舘正弘, 古和田雪：創傷治癒の機序と難治性創傷：医学のあゆみ 2011；237（1）：5-8.
2. 日本リウマチ学会編：関節リウマチ診療ガイドライン. 診断と治療社, 東京, 2014.
3. Chen HX, Cleck JN：Adverse effects of anticancer agents that target the VEGF pathway. Nat Rev Clin Oncol 2009；6（8）：465-477.
4. 日本くすりと糖尿病学会編：糖尿病の薬学管理必携. じほう, 東京, 2017.
5. 宮田哲郎, 他：末梢閉塞性動脈疾患の治療ガイドライン（2015年改訂版）. https://www.j-circ.or.jp/cms/wp-content/uploads/2020/02/JCS2015_miyata_h.pdf（2022/1/20アクセス）
6. 溝神文博, 磯貝善蔵：薬剤誘発性褥瘡の全国調査 薬物投与が褥瘡発生に与える影響に関する意識調査. 褥瘡会誌 2020；22（4）：385-390.
7. 紺家千津子, 溝上祐子, 上出良一, 他：ET/WOCNの所属施設におけるスキン-テアの実態調査. 日本創傷・オストミー・失禁管理学会誌 2015；19（3）：351-363.

麻酔の方法とその選択、注意点

吉村美音

| POINT |

●難治性潰瘍で手術（デブリードマンや下肢切断、植皮、皮弁など）を受ける患者は全身状態が不良の場合が多いため、手術の準備（全身状態の把握と管理、麻酔方法の検討、術前の休薬期間の確保など）は早い段階から行う

●麻酔の方法には、全身麻酔、脊椎くも膜下麻酔、硬膜外麻酔、末梢神経ブロック、局所麻酔がある

はじめに

　難治性潰瘍でデブリードマンや下肢切断、植皮、皮弁などの手術を受ける患者は全身状態が不良の場合も多く、術中の全身管理に難渋することがある。また、手術・全身麻酔は身体への侵襲が大きいため、全身状態が不良の場合は全身麻酔がかけられないこともあ

る。したがって、全身状態の把握と管理、麻酔方法の検討、術前の休薬期間の確保など、早い段階から手術の準備をする必要がある。

　本稿では、術前評価、麻酔法とその影響について概説する。

創傷の手術を受ける患者とは

　主に潰瘍の手術で、傷を治すための手術が対象になる。手術内容は、デブリードマン、切断、植皮、皮弁などが行われる。難治性創傷は、寝たきり、低栄養、糖尿病の既往など

が原因で起こる。また、糖尿病や動脈硬化などの併存疾患があることで抗凝固薬や経口血糖降下薬を内服していることも多い。

麻酔方法の選択

全身麻酔、脊椎くも膜下麻酔、硬膜外麻酔、末梢神経ブロック、局所麻酔がある。全身状態が比較的良好であれば全身麻酔が行われるが、全身状態が不良の場合は全身麻酔を選択することは困難なことが多い。その場合は、脊椎くも膜下麻酔、末梢神経ブロック、局所麻酔で手術を行う。本稿では硬膜外麻酔に関しては割愛する。

1. 全身麻酔

鎮痛、鎮静、不動化が可能となる。呼吸、循環を抑制するため、全身状態が不良の患者には行えない。術前検査の結果から、全身麻酔が施行可能かを検討する。

①術前の検査項目

- ●呼吸：Hugh-Jones分類（**表1**）と呼吸機能検査の結果で総合的に評価する。Hugh-Jones分類でⅢ度以上の障害があると、術後肺合併症のリスクが上昇する[1]。
- ●循環：ニューヨーク心臓協会（New York Heart Association：NYHA）分類（**表2**）や一般的な生理検査（血圧、心電図）から総合的に評価する。50歳以上の患者の非心臓手術における心臓リスク評価とケアのアルゴリズムでは、4 METs*以下であれば予定手術を行うとされている（**図1**）。
- ●腎機能：糸球体濾過率（glomerular filtration rate：GFR）の評価が重要である。慢性腎臓病（chronic kidney disease：CKD）のステージ分類（**表3**）で、ステージ4以

表1　Hugh-Jones分類

値	分類	所見
1	Ⅰ	同年齢の健康者と同様の労作ができ、歩行、階段昇降も健康者並みにできる
2	Ⅱ	同年齢の健康者と同様に歩行ができるが、坂道・階段は健康者並みにできない
3	Ⅲ	平地でも健康者並みに歩けないが、自分のペースなら1マイル（1.6km）以上歩ける
4	Ⅳ	休み休みでなければ50m以上歩けない
5	Ⅴ	会話・着替えにも息切れがする。息切れのために外出できない

表2　NYHA（New York Heart Association）分類

Ⅰ	心疾患はあるが身体活動に制限はない。日常的な身体活動では著しい疲労、動悸、呼吸困難あるいは狭心痛を生じない
Ⅱ	軽度ないし中等度の身体活動の制限がある。安静時には無症状。日常的な身体活動で疲労、動悸、呼吸困難あるいは狭心痛を生じる
Ⅲ	高度な身体活動の制限がある。安静時には無症状。日常的な身体活動以下の労作で疲労、動悸、呼吸困難あるいは狭心痛を生じる
Ⅳ	心疾患のためいかなる身体活動も制限される。心不全症状や狭心痛が安静時にも存在する。わずかな労作でこれらの症状は増悪する

＊METs：運動強度の単位で、安静時を1としたときと比較して、何倍のエネルギーを消費するかで活動の強度を示したもの（厚生労働省）。

図1 50歳以上の患者の非心臓手術における心臓リスク評価とケアのアルゴリズム

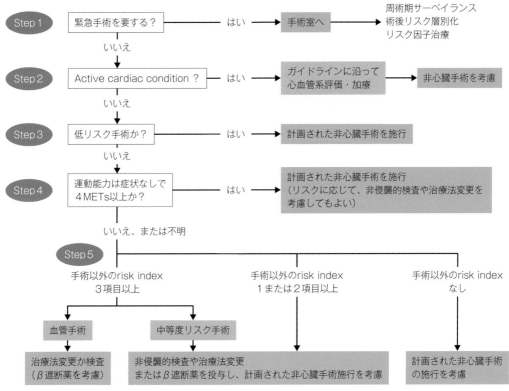

Step 1 緊急手術を要する？ → はい → 手術室へ → 周術期サーベイランス / 術後リスク層別化 / リスク因子治療

いいえ

Step 2 Active cardiac condition？ → はい → ガイドラインに沿って心血管系評価・加療 → 非心臓手術を考慮

いいえ

Step 3 低リスク手術か？ → はい → 計画された非心臓手術を施行

いいえ

Step 4 運動能力は症状なしで4METs以上か？ → はい → 計画された非心臓手術を施行（リスクに応じて、非侵襲的検査や治療法変更を考慮してもよい）

いいえ、または不明

Step 5

手術以外のrisk index 3項目以上
手術以外のrisk index 1または2項目以上
手術以外のrisk index なし

血管手術 → 治療法変更か検査（β遮断薬を考慮）

中等度リスク手術 → 非侵襲的検査や治療法変更またはβ遮断薬を投与し、計画された非心臓手術施行を考慮

計画された非心臓手術施行を考慮

計画された非心臓手術の施行を考慮

METs：metabolic equivalents

Fleisher LA, et al：2007より改変

表3 慢性腎臓病（CKD）のステージ分類

ステージ	GFR（mL/分/1.73m²）	病態
1	≧90	ほぼ正常のGFR認める腎障害
2	60～89	軽度のGFR低下を認める腎障害
3	30～59	中等度のGFR低下を認める腎障害
4	15～29	高度のGFR低下を認める腎障害
5	＜15または透析中	腎不全

日本麻酔科学会・周術期管理チームプロジェクト編：周術期管理チームテキスト第2版. 日本麻酔科学会, 兵庫, 2011：31-35. を参考に作成

上の場合は高度のGFRの低下がみられ、心血管系の合併症や高度の貧血が起こるため評価が重要である[2]。また、腎排泄性の薬剤の投与量や投与間隔の調整や術前の透析が必要な場合もある。

● 内分泌：糖尿病では、血糖値やHbA1cなどで評価を行い、十分なコントロールが必要である。HbA1c 7.0％未満であればコントロール良好である（**表4**）[3]。

②体位別の呼吸器系への影響

呼吸抑制や筋弛緩薬の使用により体位が換気の状態に影響する。例えば、腹腔鏡下の手術では術野の視野を確保するために、重力によって腹腔内臓器を移動させるため、手術台のローテーションや頭側挙上、頭低位をとる。腹腔内臓器が押し上げられることで横隔膜運動が制限され、機能的残気量が減少する。また、体位固定のための固定具によって

表4 血糖値のコントロール指標

	目標値	手術延期を検討
血糖	100〜200mg/dL（空腹時140mg/dL以下）	空腹時血糖200mg/dL以上または食後血糖300mg/dL以上
尿ケトン体	陰性	陽性
1日尿糖	10g以下（または1日糖質摂取量の5〜10%以下）	

日本麻酔科学会・周術期管理チームプロジェクト編：周術期管理チームテキスト第3版．日本麻酔科学会，兵庫，2020：374-380．を参考に作成

表5 体位別の呼吸器系・循環器系への影響

	呼吸	循環
仰臥位	腹腔内臓器により横隔膜が押し上げられ、全身麻酔下では筋弛緩効果のために立位に比べて肺容量が44%減少する。肺実質の重量が垂直に加わるため肺の背部に無気肺が生じやすい	腹腔内臓器の圧迫により静脈還流が増加し、心負荷が増加する 腹側より背側の血流が増加する
側臥位	下側の肺は心臓などによる上からの重力、腋窩枕による圧迫、腹部臓器による横隔膜の頭側偏移などにより肺容量が減少して機能的残気量は減少する。上側の肺は臓器などによる影響が少なく換気量は増加し、血流量は低下する	重力の影響で下側の肺血流量が増加し、上側の肺血流量は減少する 重量の影響で身体の下のほうに静脈血がうっ滞しやすくなる→静脈還流の減少、心拍出量の低下が生じて血圧低下につながることが多い
砕石位	下肢を屈曲、挙上させることにより腹圧が上昇して腹腔内臓器が押し上げられ、横隔膜運動が制限されて機能的残気量が減少する	腹腔内臓器の圧迫により静脈還流が増加し、心負荷が増加する。血液は心臓へ戻りやすく、下肢の挙上や手術終了後に下肢を下ろすことにより血流量の急激な変化が起こるため、血圧変動に影響する
腹臥位	胸郭の動きが制限され腹圧もかかるため、横隔膜の運動制限によりガス換気障害が起こりやすい	腹圧上昇によって血圧は上昇する。また、下大静脈圧迫により静脈還流障害が起こる

田中マキ子，中村義徳編著：動画でわかる手術患者のポジショニング．中山書店，東京，2007．より引用

胸郭運動が制限されることでも横隔膜運動が妨げられる（表5）[4]。呼吸管理の観点からの体位の優先順位は、仰臥位が最も影響が少なく、次に側臥位、腹臥位である。

③体位別の循環器系への影響

末梢血管抵抗が減少することが多く、重力の影響で静脈血がうっ滞しやすくなる。その結果、静脈還流の減少、心拍出量の低下が生じて血圧が低下することが多い（表5）[4,5]。

2．脊髄くも膜下麻酔（脊椎麻酔）

腰部の刺入部位に皮膚軟部組織感染症や皮膚炎がある場合は、細菌を深部へ押し込み髄膜炎や硬膜外膿瘍などの重篤な感染症を引き起こす可能性があるため禁忌である。仙骨部に褥瘡がある場合も行えない。凝固機能障害がある場合は、脊髄くも膜下血腫などを起こしやすくなるため十分な検討が必要である[6]。原則、抗血小板薬を内服、ヘパリン化している患者では禁忌である。体位は側臥位をとるため患者の協力がなければ行うことができない（図2）。また、頸椎・脊椎、下肢に疾患がある場合も体位の保持が困難な場合があるため、患者の状態をふまえて麻酔法を選択する。

3．末梢神経ブロック

神経の走行に沿って局所麻酔薬を注射して、その支配領域の鎮痛を得る方法である。

図2　側臥位での脊髄くも膜下麻酔

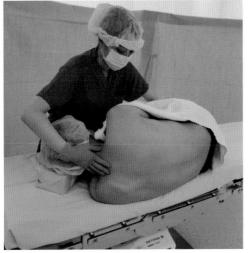

穿刺部位を確認しやすくするために胸膝位（膝を両手で抱えて腹部に引きつけるような体位）をとり棘突起と棘突起の間（棘間）を広げて触知しやすくする。胸膝位をとることで穿刺針が馬尾に当たらないスペースを作り出している[8]。

麻酔の範囲を必要最低限にすることができる[7]。また、血圧低下や徐脈などの循環器系への作用が少ないため、全身状態の悪い患者ではよい適応である。超音波（エコー）装置（**図3**）や神経刺激装置（**図4**）を併用することでより確実な穿刺が可能となる。

　上肢の手術では腕神経叢ブロック、下肢の手術では大腿神経ブロックや坐骨神経ブロック、足関節や趾ブロックなどが行われる。下肢の創傷の手術では、心機能の低下がある、抗血小板薬を内服している患者等も多いため有用である。

4．局所麻酔

　全身状態が不良の患者でも行える。短時間の手術ではリドカイン（キシロカイン®）、長時間の手術ではロピバカイン（アナペイン®）が使われる。局所麻酔薬の使用量は、体重50kgの成人の場合、1％キシロカイン®で注意が必要な量は10mLであり、4mg/kgで増

図3　超音波装置を併用した神経ブロックの穿刺

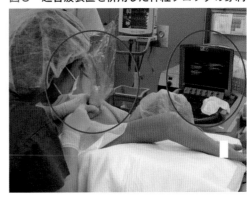

図4　神経刺激装置の例
ニュートレーサーNT-11 電気刺激装置（株式会社トップ）

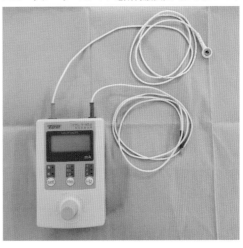

量が可能である。20mLを上限で用いる。

　通常、成人に対して1回1％液50mL（リドカイン塩酸塩として500mg）を基準最高用量とする[9]。使用量が多くなる場合には、局所麻酔中毒に注意が必要である。誤って血管内に投与した場合には、主に中枢神経系および心血管系の症状が数分以内に現れる。また、初期症状として、不安、興奮、多弁、口周囲の知覚麻痺、舌のしびれ、ふらつき、聴覚過敏、耳鳴、視覚障害、振戦等がある[10]。

引用文献

1. 日本麻酔科学会・周術期管理チームプロジェクト編：周術期管理チームテキスト第3版. 日本麻酔科学会, 兵庫, 2016：333-339.
2. 日本麻酔科学会・周術期管理チームプロジェクト編：周術期管理チームテキスト第2版. 日本麻酔科学会, 兵庫, 2015：31-35.
3. 日本麻酔科学会・周術期管理チームプロジェクト編：周術期管理チームテキスト第3版. 日本麻酔科学会, 兵庫, 2016：374-380.
4. 日本麻酔科学会・周術期管理チームプロジェクト編：周術期管理チームテキスト第3版. 日本麻酔科学会, 兵庫, 2016：491-499.
5. 田中マキ子：動画でわかる手術患者のポジショニング. 田中マキ子, 中村義徳編. 中山書店, 東京, 2007：21-86.
6. 日本ペインクリニック学会, 日本麻酔科学会, 日本区域麻酔科学会合同 抗血栓療法中の区域麻酔・神経ブロックガイドライン作成ワーキンググループ編：抗血栓療法中の区域麻酔・神経ブロックガイドライン. 各論1. 脊髄くも膜下麻酔と抗凝固・抗血栓療法. 真興交易, 東京, 2016.
   https://www.jspc.gr.jp/Contents/public/pdf/shi-guide07_13.pdf（2022/1/20アクセス）
7. 日本麻酔科学会・周術期管理チームプロジェクト編：周術期管理チームテキスト第3版. 日本麻酔科学会, 兵庫, 2016：248-252.
8. 上山博史：脊髄くも膜下麻酔の穿刺時に背中を曲げることの意味. OPE nursing 2021；36（6）：79-83.
9. KEGG MEDICUS 医薬品情報医療用医薬品：キシロカイン
   https://www.kegg.jp/medicus-bin/japic_med?japic_code=00000332（2022/1/20アクセス）
10. 日本麻酔科学会：局所麻酔薬中毒への対応プラクティカルガイド.
   https://anesth.or.jp/files/pdf/practical_localanesthesia.pdf（2022/1/20アクセス）

症例からみる
褥瘡・創傷の治療戦略

仙骨部褥瘡、全身状態不良で感染を合併したケース

松村　一

| POINT |

- ●褥瘡と全身状態の悪化には密接な関係がある。褥瘡が悪化すれば全身状態も悪化する

- ●褥瘡が悪化し壊死組織や感染組織による局所感染から、全身への感染に移行することもある

- ●全身状態を悪化させないよう、最低限の外科的侵襲で段階的に治療することも一つの方法である

症例提示

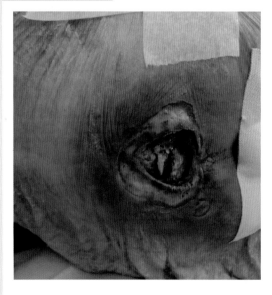

- ●90歳代、男性、仙骨部褥瘡
- ●介護老人保健施設入所中
- ●38℃台の発熱と仙骨部褥瘡の悪化を主訴として紹介入院
- ●入院時バイタル：血圧152/88mmHg、脈拍108回/分、不整、SpO₂ 92%
- ●これまで、慢性心不全、心房細動 [リバーロキサバン（イグザレルト®）内服中]、感染性腸炎にて、医療施設への入退院を繰り返している状態
- ●当施設にて胃瘻造設しており、2か月前にも胃瘻交換のために短期入院している
- ●身長157cm、体重34kg
- ●DESIGN-R®2020評価：
  D4-E6S15 I9G5N3P24：62点
- ●深部では骨の突出を認めている

入院時検査時の胸部単純X線像とCT像、血液検査結果

図1　入院時検査時の胸部単純X線像

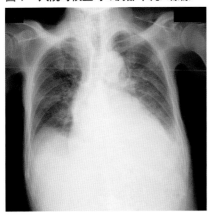

図2　入院時検査時のCT像

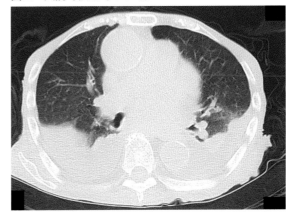

表1　入院時検査時の血液検査結果

検査項目（単位）	結果	
血算5種	＊＊＊＊＊	
白血球数（WBC）（/μL）	15,100	H
赤血球数（RBC）（万/μL）	336	L
血色素量（Hb）（g/dL）	9.9	L
ヘマトクリット（Ht）（%）	29.0	L
MCV（fL）	86	
MCH（pg）	29.5	
MCHC（%）	34.1	
血小板数（万/μL）	37.5	
白血球像	＊＊＊＊＊	
好塩基球（%）	0.0	
好酸球（%）	0.1	
リンパ球（%）	2.7	L
単球（%）	2.6	
好中球（%）	94.6	H
APTT（秒）	48.1	H
PT	＊＊＊＊＊	
PT時間（秒）	32.1	H
PT活性値（%）	21.6	L
PT-INR	2.91	H
推算GFRcreat（mL/分）	87	
総蛋白（TP）（g/dL）	5.0	L
アルブミン（Alb）（g/dL）	2.5	L

検査項目（単位）	結果	
AST（GOT）（U/L）	48	H
ALT（GPT）（U/L）	32	
LD（LDH）（U/L）	194	
ALP（U/L）	205	
総ビリルビン（mg/dL）	0.8	
クレアチニン（mg/dL）	0.63	L
尿素窒素（BUN）（mg/dL）	48.6	H
アミラーゼ（AMY）（U/L）	41	
CPK（U/L）	128	
Na（mEq/L）	128	L
K（mEq/L）	4.3	
Cl（mEq/L）	88	L
血糖（mg/dL）	149	H
CRP定量/LA（mg/dL）	12.32	H
蛋白分画	＊＊＊＊＊	
A/G比	1.08	L
アルブミン（%）	51.9	L
α₁（%）	5.2	H
α₂（%）	14.9	H
β（%）	12.0	H
γ（%）	16.0	

診断

入院後、内科での精査の結果、以下の診断となった。

#1　肺炎（MRSA、B群溶連菌、大腸菌、肺炎桿菌）

#2　急性腎盂腎炎（ESBL、尿道バルーン管理）

#3　心不全増悪（NT-proBNP〈 column 参照〉9,720）

#4　感染性腸炎（病原性大腸菌O25、MSSA、*Clostridium difficile*）

#5　心房細動（ジゴキシン開始）

#6　重症仙骨部褥瘡

　全身状態、特に呼吸状態が重篤であり、まずは心不全管理と呼吸管理を中心に治療を進めることとした。呼吸状態の管理のため頭側挙上の体位をとらざるを得ず、褥瘡管理は十分に行えない状態であった。仙骨部褥瘡に関しては、悪化している全身状態および活性化部分トロンボプラスチン時間（APTT）、プロトロンビン時間（PT）延長から外科的な

デブリードマンはせず、感染の増悪を防ぐために抗菌性のあるスルファジアジン銀（ゲーベン®クリーム）の塗布とした。

　入院1週間後に、褥瘡部から悪臭、周囲の発赤、ポケットの拡大を認めた。また、37℃台後半〜38℃台の発熱が続いており、仙骨部褥瘡の悪化や局所感染から、さらなる全身状態の悪化が危惧された。

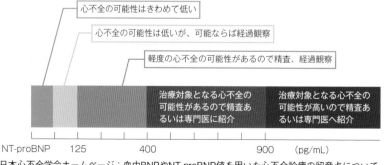

column

NT-proBNP

　NT-proBNPとは心臓から分泌されるホルモンの一種で、心臓の機能が低下して心臓への負担が大きくなるほど血液中に多く分泌され、数値が高くなる。心臓疾患を検出する方法としては、心電図検査が広く行われてるが、心電図検査だけでは検出できない場合も多く、NT-proBNPは心電図に現れていない「心不全の危険度」を知るめやすとなりうる。　　　　　　　（松村　一）

図　NT-proBNP値の心不全診断へのカットオフ値

心不全の可能性はきわめて低い

心不全の可能性は低いが、可能ならば経過観察

軽度の心不全の可能性があるので精査、経過観察

治療対象となる心不全の可能性があるので精査あるいは専門医に紹介

治療対象となる心不全の可能性が高いので精査あるいは専門医へ紹介

NT-proBNP　　125　　　　400　　　　　　900　　（pg/mL）

日本心不全学会ホームページ：血中BNPやNT-proBNP値を用いた心不全診療の留意点について．
http://www.asas.or.jp/jhfs/topics/bnp201300403.htmlより引用

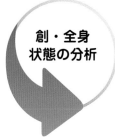

創ができた理由 治らない理由の分析

創・全身状態の分析

この症例は、もともと介護老人保健施設にて仙骨部褥瘡を管理していた。褥瘡発生の誘因としてBMI 13.8（低栄養やせ型）であり、なおかつ活動性に乏しいために体位変換が困難で、突出した仙骨部に圧が集中したことが考えられる。この状態に加えて、心不全の悪化、呼吸状態の悪化、肺炎、腎盂腎炎の併発による発熱により、全身状態の極端な悪化が仙骨部褥瘡の悪化につながった。

また、心不全・呼吸不全のために頭側挙上にて上体を起こさなければならず、そのため体位変換が制限され、仙骨部のずれが生じやすい体位をとらざるを得ない状況であった。

入院1週間後の血液検査結果を**表2**に示す。白血球数は正常化したがCRP値はまだ高く、心不全状態も持続している状態である。

この状態では、全身麻酔下でのデブリードマンを施行することはかなり難しいと判断された。また、抗血小板薬内服中であり、脊椎麻酔での手術も不可能であり、骨髄炎の有無に関してもさらなる精査が必要な状態であ

症例からみる褥瘡・創傷の治療戦略

表2　入院1週間後の血液検査結果

検査項目（単位）	結果	
血算5種	＊＊＊＊＊	
白血球数（WBC）（/μL）	7,960	
赤血球数（RBC）（万/μL）	304	L
血色素量（Hb）（g/dL）	8.8	L
ヘマトクリット（Ht）（%）	26.8	L
MCV（fL）	88	
MCH（pg）	28.9	
MCHC（%）	32.8	
血小板数（万/μL）	31.4	
推算GFRcreat（mL/分）	73	
AST（GOT）（U/L）	25	
ALT（GPT）（U/L）	18	
LD（LDH）（U/L）	157	
クレアチニン（CREA）（mg/dL）	0.74	
尿素窒素（BUN）（mg/dL）	52.0	H
Na（mEq/L）	141	
K（mEq/L）	5.1	H
Cl（mEq/L）	105	
CRP定量/LA（mg/dL）	6.03	H
NT-proBNP（pg/mL）	9,720	H

る。

ただし、「TIME」にあてはめた場合、T：壊死組織あり、I：局所感染ありの状態で、壊死組織、感染組織のデブリードマンが必要な状態である。

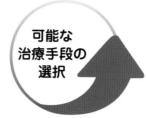

可能な
治療手段の
選択

この状況を考慮し、仙骨部褥瘡感染から敗血症等の全身感染症への移行を回避するため、局所麻酔下にて可能な範囲でポケット部の切開とデブリードマンを施行することとした。このとき、仙骨の靭帯のデブリードマンや腐骨除去などの処置は局所麻酔では不可能と考え、行わないこととした。また、腹臥位での手術も呼吸状態に負荷をかけることになるため、側臥位で施行することとした。

治療の実際

仙骨部褥瘡の感染が悪化した翌週に、局所麻酔下にてポケット切開、デブリードマン、洗浄を施行した（図3）。仙骨部分は靭帯の

図3　局所麻酔下でポケット切開、デブリードマン、洗浄を施行

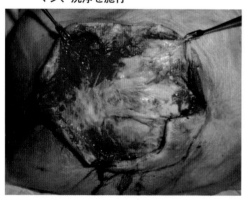

図4　局所麻酔術後の仙骨の状態（CT、MRI）

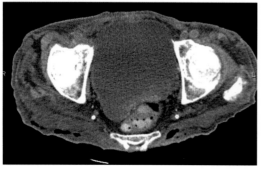
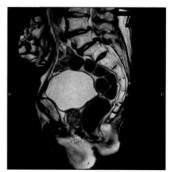

組織が暗黒色調であったが、予定どおりそこまでのデブリードマンは施行しないで手術を終えた。この後、洗浄とヨウ素系外用薬の処置を施行した。仙骨の状態に関しては、CT、MRIを施行した（図4）。

骨融解像、腐骨の所見はあるものの、骨髄炎の所見ははっきりしなかった。その後、全身状態も改善し、発熱もなくなった。局所麻酔術1か月後の創部の状態を図5に示す。浮腫性の肉芽、バイオフィルムの存在が疑われるが、創部の感染は良好にコントロールされている状態であった。全身状態も改善し、血液検査でも炎症所見は改善した（表3）。そのため、全身麻酔・側臥位での腐骨除去、デブリードマンを施行することができた（図6）。

図5　局所麻酔術1か月後の創部の状態

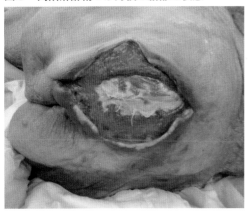

図6　全身状態の改善により全身麻酔・側臥位での腐骨除去、デブリードマンを施行

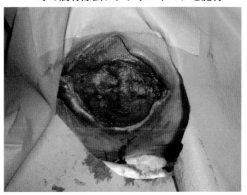

表3　局所麻酔術1か月後の血液検査結果

検査項目（単位）	結果	
血算5種	＊＊＊＊＊	
白血球数（WBC）（/μL）	5,190	
赤血球数（RBC）（万/μL）	301	L
血色素量（Hb）（g/dL）	9.2	L
ヘマトクリット（Ht）（%）	28.6	L
MCV（fL）	95	
MCH（pg）	30.6	
MCHC（%）	32.2	
血小板数（万/μL）	12.8	L
推算GFRcreat（mL/分）	83	
総蛋白（TP）（g/dL）	4.7	L
アルブミン（Alb）（g/dL）	2.4	L
AST（GOT）（U/L）	23	
ALT（GPT）（U/L）	11	
LD（LDH）（U/L）	194	
クレアチニン（mg/dL）	0.66	
尿素窒素（BUN）（mg/dL）	65.9	H
ナトリウム（Na）（mEq/L）	143	
カリウム（K）（mEq/L）	4.6	
クロール（Cl）（mEq/L）	105	
血糖（mg/dL）	112	H
CRP定量/LA（mg/dL）	0.21	

図7　腐骨除去より1か月後

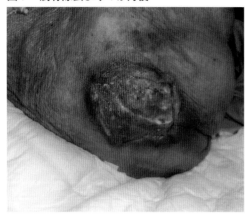

図8　左大腿部より分層植皮片を採取しパッチ植皮を施行

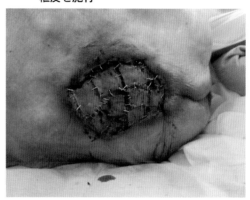

　腐骨除去よりさらに1か月後、創面は縮小し、良性肉芽に覆われる状態（**図7**）となったため、局所麻酔下に左大腿より分層植皮片を採取し、創部にパッチ植皮施行が可能と

なった（**図8**）。大腿の分層採皮部は一次縫縮した。この後、植皮の安定を待って退院、介護老人保健施設に再度入所となった。

臨床Tips

　褥瘡の悪化と全身状態の悪化は密接な関係がある。この症例のように、全身状態の悪化に伴い褥瘡も悪化する。全身状態の治療は、ときに褥瘡管理にとってはマイナス要因になりうる。

　この症例では、呼吸状態の悪化により座位に近い体位が求められ、結果として体位変換が難しく、仙骨部のずれ応力が増加し、ポケットの悪化につながった。一方、褥瘡が悪化し、壊死組織や感染組織による局所感染から全身感染に移行することもよく経験する。このような兆候があれば、可及的早期にポケット切開やデブリードマンなどの処置が必要となる。

　しかし外科的介入は、麻酔も含めてかなり制限された状況であり、内科医や麻酔科医からは、外科的介入は無理であるという意見を言われる場合も多いため、できるだけ外科的侵襲を少なくする方法を模索していく必要がある。この症例でも、局所麻酔下で不十分であるが、ポケット切開、感染組織のデブリードマンをしつつ全身状態の改善を待ち、全身麻酔下の腐骨除去にこぎつけ、最終的には植皮術を施行することができた。もちろん、仙骨部褥瘡の創閉鎖に対しては、植皮術が理想的でないことは重々承知である。しかしながら、全身状態を悪化させないよう、最低限の外科的侵襲で段階的に治療することも、褥瘡治療の一つの方法であると考える。

坐骨部褥瘡、麻痺患者

松村　一

| POINT |

● 「ずれ」が発生することによって創部にはポケットが形成されていく

● 褥瘡にポケットが生じている場合には、必ずこの「ずれ」が生じている原因を考え、生じないようにする

● 頭側挙上による仙骨部のずれには、足側も挙上してずれを予防したり、背抜きをすることが重要である

症例提示

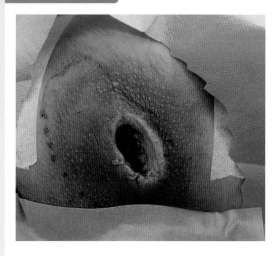

● 40歳代、女性、右坐骨部褥瘡

● 38℃台の発熱と坐骨部の褥瘡を主訴として、療養型病院より転院

● 入院時バイタル：血圧122/70mmHg、脈拍88回/分、不整、SpO_2 98％

● 3年前に急性散在性脳脊髄炎でステロイドパルス療法を施行したが、現在はその後遺症で両下肢の完全麻痺となり車椅子を使用している。自己導尿、自己摘便を行っている

● 身長155cm、体重51kg

● DESIGN-R®2020評価：
　D4-E6s6i1G4N3P24：44点

● プローブテストでは骨を触れるが、直接の露出はない

入院時検査時のMRI画像と血液・尿検査データ

入院時検査時の血液・尿検査（**表1**）では尿細菌3＋で、白血球高値、左方移動、CRP高値であった。さらに尿培養にて大腸菌3＋、褥瘡部の創培養（スワブ）では陰性であったため、尿路感染症による発熱と診断された。その後、抗菌薬投与にて解熱した。

入院時には、褥瘡の局所感染による発熱の可能性を疑っていたため、カデキソマーヨウ素軟膏処置とした。その後は、ポケットの一部にやわらかい壊死組織が存在したため、ヨードホルムガーゼ処置に変更した。

坐骨部褥瘡の深部、骨髄炎の有無の精査目的でMRIを施行した。右坐骨周囲に広く軟部組織の炎症所見を認めたが、明らかな骨髄炎所見はなかった（**図1**）。

入院後の経過

入院後1週間が経過しても創部の状態の改善が得られなかったため、再度創培養を施行した。スワブではなく深部組織を採取して組織培養したところ、MRSAが検出された。そのため、全身麻酔下のデブリードマンを入院1か月後に施行した。手術時、創のポケット部を含めてピオクタニンで潰瘍面の組織をすべて染色し、染色された組織が残存しないようにデブリードマンを行った。坐骨周囲の靭帯様の組織は切除したが、坐骨自体の露出はなかった。デブリードマン後の状態を**図2**に示す。

全身麻酔下のデブリードマン施行1週間後から、ポリウレタンフォーム材を使用した局所陰圧閉鎖療法（negative pressure wound therapy：NPWT）を開始した。しかし、NPWT開始2週間後でも創の縮小はなく、良好な肉芽になってこない状態であった。創培養では、MRSAは陰性化しなかった。全身

図2　デブリードマン後

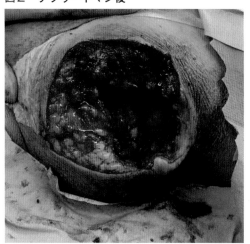

図1　入院時検査時のMRI像

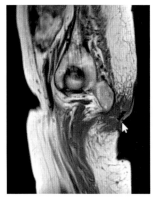
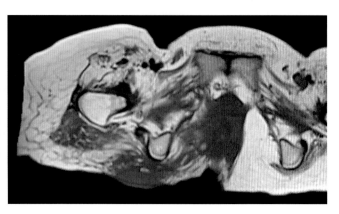

表1　入院時検査時の血液・尿検査データ

検査項目	結果	
尿一般		
蛋白	（−）	
糖	（−）	
尿比重	1.020	
Ph	6.0	
ウロビリノーゲン	（1＋）	
ビリルビン	（−）	
アセトン	（1＋）	
潜血	（−）	
沈渣	＊＊＊＊＊	
RBC（赤血球）	1〜4/HPF	
WBC（白血球）	1〜4/HPF	
扁平上皮	＜1/HPF	
細菌	（3＋）	

検査項目	結果	
血液		
血算5種		
WBC（/μL）	13,340	H
RBC（万/μL）	377	
Hb（g/dL）	10.6	L
Ht（%）	33.5	L
MCV（fL）	89	
MCH（pg）	28.1	
MCHC（%）	31.6	
血小板数(万/μL)	34.8	
白血球像	＊＊＊＊＊	
好塩基球（%）	0.0	
好酸球（%）	0.8	
リンパ球（%）	5.7	L
単球（%）	6.5	
好中球（%）	87.0	H

検査項目	結果	
血液学的検査/血液		
APTT（秒）	41.9	H
PT	＊＊＊＊＊	
PT時間（秒）	12.3	
PT活性値(%)	82.23	
PT-INR	1.11	

検査項目	結果	
生化学検査		
推算GFR(mL/分)	141	
TP（g/dL）	5.9	L
Alb（g/dL）	2.8	L
AST(GOT)(U/L)	29	
ALT(GPT)(U/L)	20	
LD(LDH)(U/L)	153	
ALP（U/L）	272	
総ビリルビン(mg/dL)	0.2	L
クレアチニン(mg/dL)	0.38	L
BUN（mg/dL）	10.1	
UA（mg/dL）	2.4	L
アミラーゼ(U/L)	47	
CPK（U/L）	53	
LDL-C(mg/dL)	77	
トリグリセリド(mg/dL)	58	
Na（mEq/L）	141	
K（mEq/L）	3.7	
Cl（mEq/L）	105	
血糖（mg/dL）	130	H
CRP定量/LA(mg/dL)	13.88	H

検査項目	結果	
輸血		
ABO型	O	
D-Rh式	（＋）	
外注		
蛋白分画	＊＊＊＊＊	
A/G比	0.95	L
アルブミン(%)	48.8	L
α_1（%）	5.8	H
α_2（%）	17.9	H
β（%）	10.3	
γ（%）	17.2	

状態は良好で、発熱はなかった。日常生活もほぼ自立しており、NPWTをつけたまま自分で車椅子に移乗できていた。

創ができた理由 治らない理由の分析

この症例は、下半身麻痺で知覚がない状態で長時間の車椅子使用のため座位にて坐骨部への圧迫やずれ力がかかり、褥瘡が発生したと考えられる。褥瘡は治癒しない状態が継続している。褥瘡創部はMRSAのコンタミネーションはあるものの、明らかな感染症状もなく、MRI画像上も積極的に骨髄炎を示す所見もない。NPWTを開始したものの、効果が得られていない。

創・全身状態の分析

全身状態、栄養状態もよく、創傷治癒機転に特に問題がある状況ではない。また、入院後1か月で施行されたデブリードマンでは、術後にMRSAのコンタミネーションが続いているものの、適切に壊死、感染組織は切除されている。

創周囲の皮膚の状態もよく、軟部組織にも比較的余裕があるようであった。創深部は大きなポケットがあり、創部のずれ応力があることがわかった。

可能な治療手段の選択

創部でのずれ応力をなくすことが求められるが、これは患者の安静度を上げ、できるだけ仰臥位でいることでも可能である。

しかし、患者は全身状態も良好で日常生活の自立を希望しており、NPWTをつけた状態でも日常生活はほぼ自立し、車椅子にも移乗している。これまでのNPWTにおいては、図3のように創内にフォーム材を挿入するかたちで行っていた。しかし、この状態ではNPWTに使用しているフォーム材が坐骨上を移動してずれ応力が生じていたと考えられたため、図4のように創内にフォーム材を充填するだけでなく、殿部全体にフォーム材を設置して創部とともに殿部全体を固定するようにし、坐骨部でのずれ応力を減少させることにした。ただし、この方法では創部周囲皮膚のびらん等を起こすリスクが高まるので、創周囲のフォーム下の皮膚に高透湿性のポリウレタンフィルム（IV3000）を貼付し、健常皮膚を保護した。

図3　創内にフォーム材を挿入

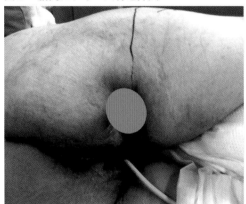

●：フォーム材貼付範囲

図4　殿部全体にフォーム材を設置

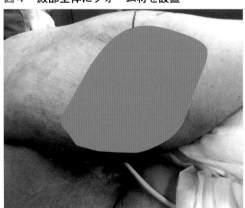

●：フォーム材貼付範囲

郵便はがき

料金受取人払郵便

小石川局承認

9870

差出有効期間
2023年6月
20日まで

（このはがきは、
切手をはらずに
ご投函ください）

112 - 8790

065

（受取人）

東京都文京区

小石川二丁目三-二三

照林社

書籍編集部 行

□□□-□□□□　TEL　　　-　　　-

都道　　　　市区
府県　　　　郡

（フリガナ）

お名前

男・女

年齢

歳

あなたは　1.看護師　2.医師　3.研修医　4.その他（　　　　　　　　）

看護師の方　病棟名（　　　）病棟　役職　1.師長　2.主任　3.その他（　　　　　）
　1.大学病院　2.国公立病院　3.公的病院（日赤、済生会など）　4.民間病院（医療法人など）　5.その他（　　　）

あなたは、皮膚・排泄ケア認定看護師ですか。　1.はい　2.いいえ

あなたは、特定行為研修を　1.修了している　2.受講中である　3.受講する予定がある

新刊やセミナー情報などメールマガジン配信を希望される方はE-mailアドレスをご記入ください。
E-mail

ご記入いただいた情報は厳重に管理し、第三者に提供することはございません。

『創傷の見かた・全身状態の診かた
褥瘡治療・ケアのストラテジー』
愛読者アンケート

(200552)

★ご愛読ありがとうございました。今後の出版物の参考にさせていただきますので、アンケートにご協力ください。

● **本書はどこで購入されましたか?**
　1.書店で　2.書店の配達で　3.インターネット書店で
　4.学会等の展示販売で　5.その他（　　　　　　　　　　　　　　　　　）

● **書店で本書を手にとり、購入いただいた動機は下記のどれですか?** （いくつでも）
　1.タイトルを見て　2.表紙に惹かれて　3.目次を見て　4.編者・執筆者を見て
　5.内容を立ち読みして　6.新しい情報が入っていたから
　7.その他（　　　　　　　　　　　　　　　　　　　　　　　　　　　　）

● **本書を何でお知りになりましたか?** （いくつでも）
　1.書店で実物を見て　2.書店店員に紹介されて　3.病院・学校から紹介されて
　4.友人・知人に紹介されて　5.チラシを見て
　6.エキスパートナース・プチナースの広告を見て
　7.インターネットで調べて　8.その他（　　　　　　　　　　　　　　　）

● **本書をごらんになったご意見・ご感想をお聞かせください。**
　1.やさしかった　　2.難しかった　　3.読みやすかった　4.読みにくかった
　5.内容は十分だった　6.物足りなかった　7.新鮮さを感じた
　8.従来の本と変わりなかった　9.レベルが高かった　10.レベルが低かった
　11.定価は（高い　普通　安い）
　12.その他（　　　　　　　　　　　　　　　　　　　　　　　　　　　）

● **褥瘡、創傷に関することで、もっと知りたいことがあればお書きください。**

● **あなたが読んでみたいと思う看護書の内容・テーマがあれば教えてください。**

ありがとうございました

治療の実際

　NPWTのフォーム材の貼付方法を変更してから2週間後、NPWT終了時の創部の状況を**図5**に示す。

　ずれを予防したNPWTにて、著明な創部の縮小とポケットの縮小が得られた。しかし、ゾンデで坐骨部を触れる状態であり、このままでは創部の治癒は見込めないと判断した。このため、全身麻酔下のデブリードマンと筋膜皮弁を計画した。**図6**のような大腿筋膜張筋皮弁術をデザインし、創部のデブリー

ドマンと皮弁の充填を行った。デブリードマン時には、露出していた坐骨部の軟部組織とともに骨皮質を除去・新鮮化した。骨融解像、腐骨の所見はあるものの、骨髄炎の所見ははっきりしなかった。

　皮弁の生着は良好であった。皮弁移植3週間後より車椅子への移乗を許可した。皮弁移植後4か月が経過したが、褥瘡の再発はない（**図7**）。

図5　NPWT終了時の創部

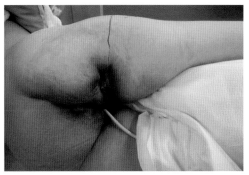

図6　大腿筋膜張筋皮弁術

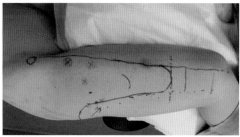

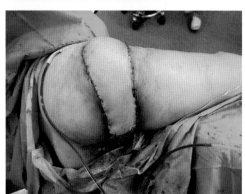

図7　皮弁移植後4か月

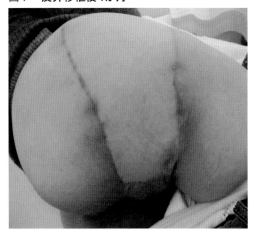

NPWTの作用機序

　NPWTは近年頻用され、各種の創傷管理になくてはならない治療法となっている。このNPWTは、創部に陰圧をかけることで、創を縮小、良性肉芽化するものである。作用機序としては、①創を物理的に引き寄せて固定し、創の縮小と創の安定化による治癒促進を促す、②死腔を減少させ、ポケット部を密着させる、③過剰な滲出液の吸引による局所の浮腫を軽減させる、④陰圧により細胞へ物理的刺激を加え、その分裂・活性化により肉芽形成や血管新生を促進する、⑤陰圧による創周囲の微小循環血流増加作用、⑥創部の炎症や感染の原因となる細菌・スラフ・滲出液などを除去する、ことが挙げられている。

　これらの作用に加えて、陰圧の強弱を周期的に変化させることでのさらなる血流増加作用が期待される。また、フォーム内に生理食塩水を周期的に入れることで持続灌流を併用する場合には、創内の老廃物や感染性組織を回収し、より積極的に創の清浄化を促進する作用が期待される。

手術後褥瘡
（深部損傷褥瘡：DTI）

帯刀朋代

| P O I N T |

● 長時間の手術や手術中の体位、患者の体型などにより、身体の局所に高い体圧が負荷され、血流障害をきたすことによって褥瘡が発生する

● 進行がんなど原疾患を治療していても予断を許さない症例では、褥瘡発生によって本来受けられる治療を制限してしまう可能性があることから、DTIを伴う褥瘡かどうかの判断は重要である

● 褥瘡が発生することで起こる全身へのさまざまな影響を予測し、早期治癒の方策を立てる

症 例 提 示

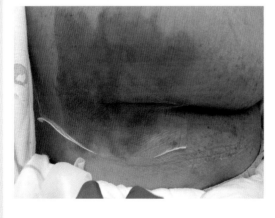

● 60歳代、男性

● 直腸がん、精巣浸潤、側方リンパ節転移、肝転移

● 術前化学療法（FOLFOX4療法を5クール）を行い、手術目的で入院

● 褥瘡治療に関連した既往歴：アトピー性皮膚炎、糖尿病（発症年齢不明）、慢性腎臓病（CKD）

● 褥瘡治療に関連した内服薬：クエン酸第一鉄ナトリウム

● BMI 31

創ができた理由 治らない理由の分析

1. 確認すべき情報

この創は、直腸がん手術翌日に"術後から仙骨部に消退しない発赤がある"という病棟からの連絡で訪問した際に撮影したものである。手術を起点として発生し、一部が紫斑化していることから深部損傷褥瘡（deep tissue injury：DTI）の可能性を念頭におき、確認すべき情報を整理し、情報収集を行った（表1「局所の情報」）。この時点での問いは、"この褥瘡が浅い褥瘡ですむのか、深部損傷を伴っているのか"ということである。なぜなら、浅い褥瘡であれば適切なケアによってすみやかに治癒に向かうことが予測されるが、DTIを伴っている場合は治癒までに時間がかかることになる。このため、原疾患の治療において予断を許さない進行がんの本事例では、発生した褥瘡によって本来受けられる治療を制限し、ひいては余命に影響を及ぼしてしまう可能性もあることから、判断が重要であると考えた。

表1　症例患者の情報収集

	確認すべき情報	確認した情報
局所の情報	DESIGN-R®*	DU-e0S15i1g0n0p0：16点（創サイズ18×14cm）
	行っている処置	ポリウレタンフィルム材の貼付
	行っているケア	●マットレス：静止型マットレス（ウレタンフォーム） ●衣服：おむつ装着あり ●体位変換：仰臥位をなるべく避けるように声をかけている
	触診・画像検査	熱感あり、硬結なし、エコー検査を計画（図1）
全身の情報	血液データ	**表2参照**
	主疾患の治療経過と治療方針	術前化学療法5クールと、今後は二期的に肝臓切除術を行う予定。術前の化学療法の最終投与は1か月前であった
	既往歴	アトピー性皮膚炎、糖尿病（発症年齢不明）、CKD
褥瘡発生要因	保有する褥瘡危険因子の有無	栄養状態の低下が残存している
	手術中の情報	●術式：開腹ハルトマン手術、両側側方D3リンパ節郭清 ●手術時間：11時間26分 ●麻酔時間：13時間10分 ●術中体位：砕石位 ●水分出納：IN 7,250/OUT4,490/＋2,760mL 　（内出血3,470mL） ●皮膚保護：多層性シリコンフォームドレッシング材を仙骨部に貼付 ●体位変換：術中実施なし ●術中イベント：腫瘍が大きく周辺臓器との癒着が強固であり、剥離操作に時間を要し、その際に出血も認めた。尿管の損傷リスクも高くなり、尿管ステントを挿入することになった。また、肝転移評価のためエコー検査も実施された
患者からの情報	創部の痛みの有無	発赤部の痛みと一部は感覚の鈍化の訴えあり
	褥瘡発生への反応	患者は介護現場で働いていた経験があり、手術時間から褥瘡発生に至ったことは納得ができると話す
病棟スタッフからの情報	離床状況	離床は順調に行え、午前には立ち上がり、午後には廊下の歩行もしたとのこと

＊DESIGN-R®2020が開発されたが、本稿ではDESIGN-R®を当時のまま記載している。

表2　手術当日〜術後6日目の血液検査データ

検査項目	手術当日		術後1日目		術後2日目		術後3日目		術後4日目		術後6日目	
白血球数（/μL）	9,400	H	11,400	H	8,500		6,100		5,700		5,500	
赤血球数（万/μL）	388		361	L	331	L	310	L	316	L	318	L
血色素量（g/dL）	11.0		10.8	L	9.6	L	9.0	L	9.1	L	9.4	L
ヘマトクリット値（%）	33.7	L	31.8	L	29.5	L	27.9	L	28.5	L	28.7	L
MCV（fL）	86.9		88.1		89.1		90.0		90.2		90.3	
MCH（pg）	28.4		29.9		29.0		29.0		28.8		29.6	
MCHC（%）	32.6		34.0		32.5		32.3		31.9		32.8	
血小板数（万/μL）	17.9		19.4		18.7		19.9		21.7		27.4	
好中球（%）	91.4	H	90.1	H	79.2	H	73.4		70.4		72.0	
好酸球（%）	0.1		1.7		8.9	H	11.2	H	8.9	H	7.9	H
好塩基球（%）	0.1		0.2		0.4		0.3		0.3		0.5	
リンパ球（%）	4.3	L	4.0	L	6.8	L	8.9	L	12.4	L	11.7	L
単球（%）	4.1		4.0		4.7		6.2		8.0		7.9	
PT-pt（秒）	14.7	H	***		***		***		***		***	
PT-INR	1.15		***		***		***		***		***	
APTT-pt（秒）	38.5		***		***		***		***		***	
Dダイマー（μg/mL）	2.15	H	2.77	H	***		***		***		***	
総蛋白（g/dL）	3.7	L	4.4	L	4.6	L	4.6	L	4.9	L	5.0	L
Alb（g/dL）	1.9	L	2.2	L	***		***		***		2.5	L
AST（GOT）（U/L）	89	H	90	H	77	H	90	H	78	H	41	H
ALT（GPT）（U/L）	28		24		26		35		40		38	
γ-GT（U/L）	14	L	13	L	17		25		31		31	
LD（U/L）	295	H	333	H	332	H	365	H	374	H	303	H
ALP(JSCC)(換算)(IU/L)	90	L	123		125		132		140		142	
総ビリルビン(mg/dL)	0.60		0.35		0.44		0.40		0.44		0.38	
直接ビリルビン(mg/dL)	0.32		0.15		0.20		0.17		0.18		0.16	
間接ビリルビン(mg/dL)	0.28		0.20		0.24		0.23		0.26		0.22	
アミラーゼ（U/L）	156	H	80		71		75		72		72	
尿酸（mg/dL）	5.2		4.7		4.6		4.7		4.5		4.3	
尿素窒素（mg/dL）	22.6		27.3	H	23.3	H	20.3		17.2		12.1	
クレアチニン(mg/dL)	3.79	H	3.80	H	3.18	H	2.78	H	2.53	H	2.27	H
eGFR(mL/分/1.73m²)	13.8		13.8		16.7		19.4		21.5		24.2	
Na（mmol/L）	140		138		139		139		140		142	
Cl（mmol/L）	112	H	107		108		107		107		108	
K（mmol/L）	4.5		4.4		4.3		4.1		3.8		4.2	
CK（U/L）	6,188	H	3,794	H	2,602	H	1,951	H	1,087	H	255	H
血糖（mg/dL）	121	H	112	H	95		84		98		92	
Ca（mg/dL）	6.9	L	6.9	L	***		***		***		***	
CRP（mg/dL）	14.5	H	25.1	H	16.67	H	8.53	H	5.86	H	2.92	H
血中FDP（μg/mL）	5.7	H	***		***		***		***		***	

図1　エコー像

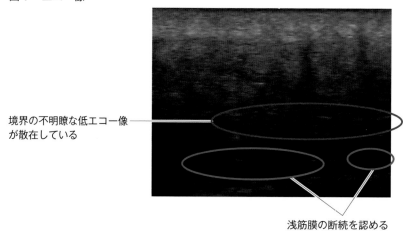

境界の不明瞭な低エコー像が散在している

浅筋膜の断続を認める

図2　手術中体位

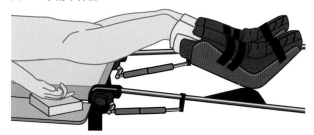

①肛門操作を行うため、肛門が露出するように体幹を手術台の端にずらしてポジショニングする
②下肢はレビテーターにのせるため、下腿の重みは骨盤部で受けることになる

↓

高い体圧が仙骨部に加わる

エコー像（**図1**）から、皮下組織内には境界が不明瞭な低エコー像が散在するとともに浅筋膜が断絶していることがわかり、深部損傷が起きている可能性が高い[1]と考えられた。

2．発生原因のアセスメント

褥瘡発生原因のアセスメントとして注目した情報は、患者のBMI、手術時間、術中出血量、手術中体位である。手術中体位は、**図2**のように下腿の重さを仙骨で支えることになるため、仙骨部は高い体圧となる。加えて、本事例はBMI 31と肥満であったことから、褥瘡発生部には高い体圧が負荷されたと考えられた。さらに、手術時間は11時間26分であり、高い体圧は長時間にわたって仙骨部に加わったことになる。また、出血量も3,470mLと多く、循環動態の変調は、高い体圧で血流障害をきたしていた仙骨部周囲の軟部組織に、さらに阻血性の障害を加えた可能性が考えられた。以上のことから、DTIである可能性が十分にあると判断した。

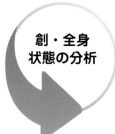

創・全身状態の分析

ここでは、入院日数の延長や持続する疼痛、社会復帰の遅延、あるいは予定されている追加治療の延期など、褥瘡が存在することで起こる全身へのさまざまな影響を考え、どのように最小化して最短で治癒に至るかを考えていく。

1．血液データ

血液データのなかで、DTIを疑う場合に注目するデータはクレアチンホスホキナーゼ（creatine phosphokinase：CK）[2]である。こ

の事例でも手術当日に6,188 IU/Lと高値を示している。しかし、術後褥瘡では、手術による受傷でもCKが高値となるため血液データからDTIの可能性を判断することは困難であった。ほかに注目したのは、白血球数とCRPであるが、いずれも手術自体の生体侵襲に対する生理的反応として上昇することからCK同様に褥瘡状態を推察するためのデータとして用いることは困難な状況であった。

　一方で、この事例では糖尿病を背景としてCKDを合併しており、CKDと大腸がん肝転移に関連して低蛋白・低アルブミン血症をきたしていた。蛋白質は、褥瘡治癒過程のなかでは細胞分裂に必要不可欠なアミノ酸によって構成される高分子化合物である。炎症期に必要な種々のサイトカインの産生、増殖期に必要な血管新生や肉芽形成に直接的に関与していることから、栄養状態を改善することも必要なケアと考えられた。

2. 治療歴と今後の治療方針

　事例では、入院1か月前まで5クールにわたる化学療法を受けていたが、化学療法で使用していた薬剤に創傷治癒遅延が副作用とされる薬剤はなかった。しかし、深部組織の損傷がある場合、損傷を受けた組織の壊死が進行し体内に貯留することで感染を起こす可能性があり、免疫抑制がある場合には敗血症発症のリスクとなるため、感染兆候には注意が必要であった。また、骨髄抑制として貧血が生じた場合には、創傷治癒に必要な栄養や酸素の運搬が阻害されることから、低蛋白とは異なる機序で創傷治癒遅延を引き起こす可能性があり、重点的なモニタリングが必要と考えた。

　原疾患に関する今後の治療方針としては、二期的に肝臓切除術が予定されていた。すみやかに次の治療に進むためには、体力の回復と、深部損傷の褥瘡であった場合に感染を引き起こさない管理が必要と考えられた。

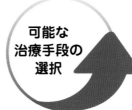

　以上より、褥瘡の治療方針として、DTIであることを念頭において、深部組織の壊死の範囲が限局されるまでは保存的に管理をしていくこととした。また、褥瘡治療が日常生活の妨げや入院日数の延長にならないよう、早期から家族を巻き込んだ褥瘡局所管理を開始した。この時点では炎症兆候もなく、保護を目的として白色ワセリンによる外用療法を行った。家族は介護職で、褥瘡処置の経験を有していたこともあり熱心に行っていた。褥瘡治療に関する外来については、褥瘡対策チームの医師がフォローを行うこととした。

治療の実際

1. 術後の経過

　直腸がん術後の全身の経過は良好であり、家族による褥瘡処置が可能と判断され、術後15日目に退院となった。自宅では本人がシャワーでの洗浄を行い、妻によって外用薬の塗布を実施していた。その後、術後27日目に40.1℃の発熱を認め緊急入院となった。入院日の採血データは表3のとおりである。その際の発熱源としては、白血球数やCRPが高値であったことから、褥瘡または尿管ステント挿入による尿路感染が疑われた。

表3 術後27日目（緊急入院時）からの血液検査データ

検査項目	術後27日目		術後28日目		術後30日目		術後32日目		術後35日目		術後37日目		術後42日目	
白血球数（/μL）	11,000	H	9,400	H	7,000		5,900		5,400		4,800		5,300	
赤血球数（万/μL）	299	L	291	L	285	L	302	L	318	L	316	L	312	L
血色素量（g/dL）	8.8	L	8.6	L	8.3	L	8.6	L	9.1	L	9.0	L	9.0	L
ヘマトクリット値（%）	27.0	L	26.6	L	26.2	L	27.5	L	29.1	L	28.9	L	28.9	L
MCV（fL）	90.3		91.4		91.9		91.1		91.5		91.5		92.6	
MCH（pg）	29.4		29.6		29.1		28.5		28.6		28.5		28.8	
MCHC（%）	32.6		32.3		31.7	L	31.3	L	31.3	L	31.1	L	31.1	L
血小板数（万/μL）	32.7		34.3	H	31.8		37.8	H	46.2	H	41.9	H	42.0	H
好中球（%）	＊＊＊		90.6	H	86.4	H	77.7	H	68.3		75.3	H	77.1	H
好酸球（%）	＊＊＊		0.8		2.3		3.4		4.6		4.8		2.8	
好塩基球（%）	＊＊＊		0.3		0.3		0.3		0.4		0.6		0.6	
リンパ球（%）	＊＊＊		6.0	L	6.9	L	11.9	L	19.9		13.3	L	14.0	L
単球（%）	＊＊＊		2.3		4.1		6.7		6.8		6.0		5.5	
総蛋白（g/dL）	6.2	L	6.0	L	6.0	L	6.4	L	6.6		6.3	L	6.5	L
アルブミン（g/dL）	＊＊＊		3.0	L	2.9	L	3.0	L	3.2	L	3.0	L	3.3	L
AST（U/L）	18		14		32		23		18		15		16	
ALT（U/L）	13		12		20		17		10		7		9	
γ-GT（U/L）	53		50		70		72		57		＊＊＊		44	
LD（U/L）	190		182		176		187		201		＊＊＊		226	H
総ビリルビン(mg/dL)	0.38		0.46		0.30		0.26		0.31		＊＊＊		0.32	
総コレステロール(mg/dL)	140		130	L	130	L	150		161		162		163	
尿素窒素（mg/dL）	28.1	H	28.6	H	25.5	H	19.2		15.6		14.6		17.6	
クレアチニン(mg/dL)	2.47	H	2.57	H	2.65	H	2.43	H	2.74	H	2.57	H	2.23	H
eGFR（mL/分/1.73m²）	22.1		21.1		20.4		22.5		19.7		21.1		24.7	
Na（mmol/L）	136	L	137	L	140		141		141		140		143	
Cl（mmol/L）	102		104		105		105		106		107		109	H
K（mmol/L）	4.7		4.5		4.3		4.6		4.5		4.0		4.1	
血糖（mg/dL）	＊＊＊		80		86		87		75		78		76	
Ca（mg/dL）	＊＊＊		8.5		8.1	L	8.6		8.6		8.4		8.8	
CRP（mg/dL）	13.5	H	19.4	H	19.6	H	10.6	H	3.8	H	2.79	H	2.0	H

図3　術後27日目（緊急入院日）の褥瘡

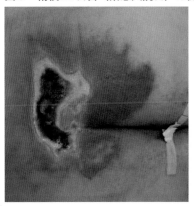

図4　超音波検査画像

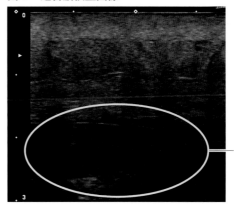

深さ2.5cm
あたりに
低エコー像を
認めた

2．治療・ケアの方法

　術後27日目の緊急入院日の褥瘡を**図3**に示す。超音波（エコー）検査を実施したところ、褥瘡部2.5〜3.0cmの深さの筋層内に液体の貯留を疑わせる所見があり（**図4**）、皮膚科医によって外科的デブリードマンが実施され、切開時には膿性の滲出液の流出を多量に認めた。可及的に壊死組織を除去したが、創底は不明で健常組織との境界が不明瞭な壊死組織も残存した。

　感染のコントロールと物理的壊死組織除去を行う目的で、ヨードホルムガーゼを使用し処置を行った。同日採取した褥瘡部培養検査の結果、*Morganella morganii* 2＋、*Enterococcus faecalis* 2＋、*Pseudomonas aeruginosa* 1＋、*Escherichia coli* 1＋が検出され、抗生物質の全身投与も開始された。入院翌日の褥瘡を**図5**に示す。その後もヨードホルムによる処置を継続して行った。全身の炎症データが陰性化し、創底に赤色肉芽が確認されたところで、さらなる壊死組織の除去と滲出液管理の目的でスルファジアジンに変更となった。

　この背景として、腎機能が低下している状況で長期間にヨウ素製剤を使用することで、血中ヨウ素濃度の上昇を抑える目的もあった。患者は早期退院を希望していたため、深

図5　入院翌日の褥瘡

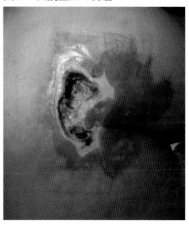

くなった褥瘡の処置方法を妻へ再指導した。特に、壊死組織の除去を早期に完了させる必要があり、洗浄を確実に行うことと、ガーゼが少ないと滲出液を吸収しきれずに、多いと厚みによる圧迫となるため、適切な枚数を使用することを伝えた。その後、外来治療へと移行し、壊死組織の除去が進み、創底は骨膜に達する深さに至った。同時に創内の一部に赤色肉芽の形成が確認されたため、スルファジアジンに加えてトラフェルミンの併用も開始された。

3．治療・ケアによる創の経過

　外来で経過観察を行っていたが、早期の褥瘡治癒をめざしていたため、褥瘡手術も視野

図6　術後3.5か月の褥瘡

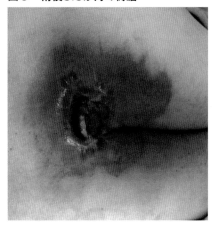

に入れていた。しかし、妻による処置が奏効し、創の収縮が遅滞せずに進んだ。**図6**は手術から3.5か月後の褥瘡の様子である。

その後も同処置を継続し、初回手術から6か月目に予定していた、二期的な肝臓手術を実施した。長時間手術が予定されていたため、手術看護認定看護師とともに術中の体圧シミュレーションを事前に実施し、手術中の体圧分散用具について検討を行った。創底は上がってきていたものの、健常皮膚との段差は1cm程度認めていた。通常の被覆では局所の圧が高くなることが明らかとなったため、局所管理は厚みのある親水性ポリウレタンフォームドレッシングに決定した。その結果、周術期に褥瘡が悪化することなく管理でき、原疾患に対する化学療法も再開された。

褥瘡発生から10か月後に手術や陰圧閉鎖療法を用いることなく、患者の希望する自宅での外用療法のみにて上皮化に至った。

臨床Tips

がん治療としての手術は、術前化学療法や術後補助化学療法との組み合わせで行われることも増えてきており、周術期での褥瘡予防の必要性は高まってきていると考える。本事例でも、術前化学療法に加えて転移巣の二期的な手術が計画されたなかでの褥瘡発生であった。

がんを治癒させたいと望む手術が次の一手の足止めとならないためには、術中ケア、特に長時間の手術では一度除圧を行うことが重要である。

本事例を通じて、今後も長時間手術を受ける患者が最大限の褥瘡予防を受けられるよう、環境を整えていきたい。

引用文献

1. 藪中幸一，真田弘美：エコーによる褥瘡のアセスメント方法. 日本創傷・オストミー・失禁管理学会誌 2017；20（4）：390-397.

2. 日本褥瘡学会 編：「深部損傷褥瘡（DTI）疑い」の見方と診断指標. 改定DESIGN-R® 2020 コンセンサス・ドキュメント. 照林社，東京，2020：23.

腹部前面の腹部正中創の創離開（SSI）

松岡美木

| POINT |

● 血液や術中に採取した腹水、創部膿など各種の培養結果を確認し、SSIが生じた原因の特定をする

● 発熱がある場合、SSIが直接の原因か判断するため、血液培養と創部培養から検出された菌の一致がないかを確認する

● 組織表面は粘性を伴うフィブリン膜が付着していることがあるため、しっかり除去していくことで肉芽組織の形成を促進することができる

症例提示

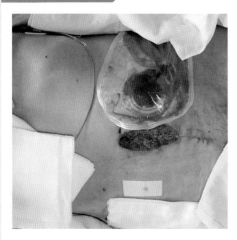

● 70歳代、男性
● 既往歴：高血圧症、脂質異常症
● 体重：57.1kg
● 服用薬：カンデサルタン（ブロプレス®）、プラバスタチン
● S状結腸がん口側穿孔、汎発性腹膜炎のため緊急手術となり、S状結腸切除術、S状結腸単孔式人工肛門造設術、洗浄誘導術を施行した
● 手術中の所見では、開腹時に混濁した大量の腹水と骨盤内に大量の便塊と便汁が認められた
● 術後4日目に正中創に強い発赤と排膿があり、創部を開放した
● 離開創部は生理食塩水で洗浄し、デブリードマン、ヨードホルムガーゼを挿入、ガーゼ保護の管理を毎日行っていた
● 術後7日目、ARDS、出血性胃潰瘍を発症した
● 術後15日目、離開創部の管理のコンサルテーションがあり、介入を開始した

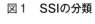

**創ができた
理由
治らない
理由の分析**

手術に至った原因が
S状結腸がんの穿孔で
あることから、手術創
の分類（表1）では
class Ⅳ/汚染－感染で
あった。また、骨盤内
に大量の便塊と便汁が認められたことから、
内因性感染により発症したと考えられた（**表
2**）。創底部には腹壁の縫合糸を認めたため、

深部手術部位感染（surgical site infection：
SSI）と判断できる（**図1**）。

創底の中央には縫合糸と少量の壊死組織が
あり、周囲の組織の色調は鮮紅色ではなく粘
性の付着物がみられた。周囲皮膚に硬結や発
赤は認めない。滲出液の色調は黄褐色で、量
は中等量、臭気はなく、創部はクリティカル
コロナイゼーションが疑われる状態であった。

表1 手術創の分類

class Ⅰ/清潔	炎症がなく、気道・消化器・生殖器・未感染尿路に到達しない非感染手術創
class Ⅱ/準清潔	管理された状態で気道・消化器・生殖器・尿路に達した異常な汚染のない手術創
class Ⅲ/不潔	偶発的新鮮開放創。無菌手技に重大な過失のある手術創。あるいは胃・腸管からの著しい腸液の漏れ、内部に非化膿性の急性炎症のある切開創
class Ⅳ/汚染－感染	壊死組織が残る古い外傷、感染状態または内臓穿孔のある手術創

表2 SSIの発生原因

外因性感染	手術室や手術器具の汚染、清潔操作の破綻などによる、患者の体外、環境から侵入した病原体による感染
内因性感染	患者自身の口腔・気道・消化管・皮膚などに保有していた病原体（常在菌）による感染。SSIの大部分はこれに含まれる

図1 SSIの分類

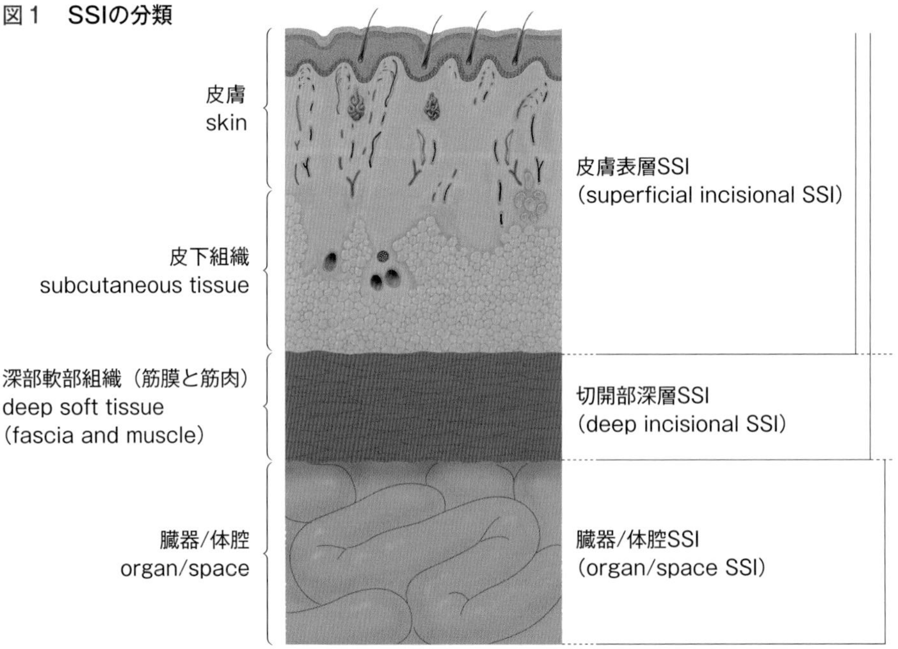

皮膚
skin

皮下組織
subcutaneous tissue

深部軟部組織（筋膜と筋肉）
deep soft tissue
(fascia and muscle)

臓器/体腔
organ/space

皮膚表層SSI
(superficial incisional SSI)

切開部深層SSI
(deep incisional SSI)

臓器/体腔SSI
(organ/space SSI)

Alicia JM, et al：1999. Inf Cont Hosp Epidemiol, 20：247-278, 1999. を参考に作成

炭山嘉伸，有馬陽一編：感染症・合併症ゼロをめざす創閉鎖 エビデンスと経験に基づく手術創，救急創傷の閉鎖・開放から創処置まで．羊土社，東京，2012：115．より引用

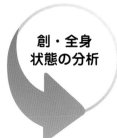

**創・全身
状態の分析**

1．創の状態

　創部はクリティカル
コロナイゼーションが
疑われる状態であった
が、連日の洗浄とデブ
リードマンの実施によ
り創面環境調整（wound bed preparation：
WBP）は良好に進められていると判断でき
た（**図2**）。治療に伴う疼痛に対しては、鎮
痛薬投与を提案するとよい。

2．全身状態をみるポイント

　陰圧閉鎖療法（negative pressure wound
therapy：NPWT）が実施可能な全身状態で
あるかをみていく必要がある。

図2　創の状態

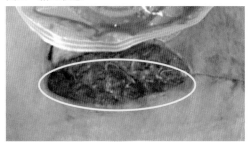

創部の中央に壊死組織と縫合糸が確認できる。黄色で囲っ
た部分の組織の色調は赤色だが、表面は粘性を伴うフィブ
リン膜が付着している。

図3　胸部X線像

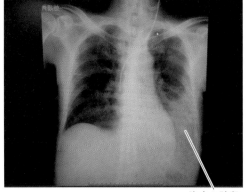

胸水の貯留

①画像検査

　胸部X線像では左肺に胸水貯留を認めた
（**図3**）。腹部CT像では離開創部の組織欠損
を認めたが（**図4**）、明らかな腹壁の離開を
認めなかった。また、液体の貯留も認めな
かった。

②血液データ（表3）

　総蛋白とアルブミンが低値を認めた。これ
は、緊急手術、出血性胃潰瘍の影響により低
栄養状態になったと考えられた。CRPはやや
高値ではあるが、白血球数（WBC）は正常
範囲である。赤血球数（RBC）、血色素量
（HbB）が低値であり、炎症の持続と出血性
胃潰瘍の影響による貧血が考えられた。活性
化部分トロンボプラスチン時間（APTT）、
プロトロンビン時間（PT）の延長とAST
（GOT）、ALT（GPT）、乳酸脱水素酵素
（LDH）、アルカリフォスファターゼ（ALP）
の高値を認めた。出血時間の延長は、周術
期、急性呼吸窮迫症候群（acute respiratory
distress syndrome：ARDS）、出血性胃潰瘍
の治療に多種の薬剤が投与された影響で肝機
能が上昇しており、その影響が考えられた。
　血液培養の結果は陰性であった（**表4**）。
　手術中に採取した腹水からはグラム陰性桿
菌（2＋）が検出され（**表5**）、SSI発生時の

図4　腹部CT像

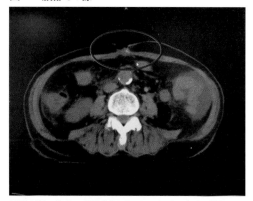

離開創部の部分の組織欠損がみられたが、腹壁の離開はな
い（○）。

表3　血液データ

検査項目	結果	
総蛋白（g/dL）	3.8	L
アルブミン（g/dL）	1.7	L
A/G比	0.8	L
CK（U/L）	545	H
AST（GOT）（U/L）	47	H
ALT（GPT）（U/L）	53	H
LDH（U/L）	251	H
ALP（U/L）	291	H
γ-GT（U/L）	125	H
総ビリルビン（mg/dL）	1.1	
直接ビリルビン（mg/dL）	0.5	H
CRP（mg/dL）	6.67	H

検査項目	結果	
APTT（秒）	43.7	H
PT時間（秒）	17.4	H
PT活性値（％）	62	L
PT比	1.30	H
PT-INR	1.40	H
血中FDP（μg/mL）	13.1	H
白血球数（WBC）（/μL）	7,350	
赤血球数（RBC）（万/μL）	290	L
血色素量（Hb）（g/dL）	9.1	L
Ht（％）	28.0	L
MCV（fL）	96.6	
MCH（pg）	31.4	
MCHC（％）	32.5	L
血小板数（万/μL）	24.0	
好中球（％）	88.1	H
リンパ球（％）	8.4	L
単球（％）	2.3	L

表4　血液培養結果

同定菌名
好気ボトル陰性（－）
嫌気ボトル陰性（－）

表5　術中腹水の培養結果

同定菌名	同定菌量
Bifidobacterium catenulatum	2＋
嫌気性グラム陰性桿菌	2＋
Bacillus spp.	2＋

表6　創部開放時の培養結果

同定菌名	同定菌量
Parabacteroides distasonis	1＋
Clostridium ramosum	10（colonies）
Bifidobacterium spp.	30（colonies）

創部膿からはヒト腸内細菌由来の*Parabacteroides distasonis*（1＋）が検出された（**表6**）。

③既往歴と投与薬剤

高血圧に対してニカルジピン塩酸塩散10％を2mg、出血性胃潰瘍の治療後のためオメプラゾール錠20mg（1錠）を服用中であった。出血時間を延長させる薬剤の投与はなかった。

④その他の情報

● バイタルサイン：体温37.0℃前後、血圧100〜120mmHg台、SpO₂は経鼻カニュー

レ1Lの投与で95〜98％で推移している。
● 食事：1日の摂取エネルギー1,600kcal、1日の塩分摂取量は6g未満を毎食2分の1〜3分の2量を摂取できている。
● 治療時に創部の疼痛を軽度だが訴える。

3．全身状態からわかること

左肺に胸水貯留があるが、酸素投与により年齢相当のSpO₂値を維持できている。創部は腹壁の離開がない状態であった。貧血はあるが薬剤投与までの状態ではなく、肝機能の上昇があるため薬剤投与は最小限にしていると思われた。出血時間の延長があるが抗凝固

薬の服用はなく、肝機能の改善に伴い改善するのではないかと推測した。CRPはまだ高値ではあるが血液培養の結果は陰性であり、SSIは炎症反応を上昇させる要因には該当するが、直接的原因ではないと考えられた。

この症例はS状結腸穿孔による緊急手術で、SSI発生時の創部膿から*Parabacteroides distasonis*が検出されていることから、汚染－感染手術創であることが原因と考えられる。さらに創部SSI発生後にARDS、出血性胃潰瘍を発症し、呼吸障害、貧血、低栄養により創部の治癒促進に必要な酸素量と栄養の不足が生じたことが、難治化の要因になったと考えられる。

可能な治療手段の選択

1. NPWTによる創部の治癒促進

創部の状態としては、局所の著明な感染兆候がなく、壊死組織が創部の20%程度の量であり、体腔への交通がないためNPWTへの変更を検討してよいと考えられる。創部の組織には少量の壊死組織と粘性の付着物があり、クリティカルコロナイゼーションが疑われるためメンテナンスデブリードマンを併用する必要がある。壊死組織の除去を促す目的で、生理食塩水による灌流を併用したNPWT（灌流NPWT）が適切と考える。ただし、出血時間の延長があるため、創部にNPWTのフォームが必要以上に固着し、交換時に出血が伴わないようにコンタクトレイヤーを使用する方法がよい。

2. 治療に伴う苦痛への配慮

NPWT開始により持続吸引による刺激が慢性的に創部に加わることになる。また、NPWT装置の装着、メンテナンスデブリードマンによる治療時の疼痛も生じるため、鎮痛薬の投与の検討も必要となる。ケアをしていく際には、なるべく手早く治療を行う準備、治療時の体位の工夫が求められる。

［ 治療の実際 ］

灌流NPWT開始2日後の創部の壊死組織はほぼ除去され、組織の色調も良好になりつつあった（**図5**）。灌流NPWT開始14日後に創部の縮小を認めたため灌流を中止し、NPWTを継続した（**図6**）。貧血は継続している状態であったが、肝機能の改善とCRPの低下を認めた（**表7**）。左肺の胸水も改善した（**図7**）。

NPWT開始から20日後、創部の縫合が可能と判断され縫合を行った。その際、密に縫合せず間隔を空けて縫合し、縫合糸間の創部にフォーム材を挿入して縫合に伴う炎症反応で生じる滲出液の回収を行い、シリコーン粘着剤の創傷被覆材をコンタクトレイヤーにしてNPWTを装着した（**図8**）。その結果、創部は良好に癒合し、3次治癒させることができた（**図9**）。

図5　灌流NPWT開始2日後の創部

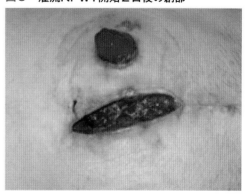

壊死組織は除去されつつあり、縫合糸がある状態だが組織の色調は良好に変化した。

図6　灌流NPWT開始14日後の創部

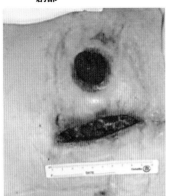

軽微な壊死組織はあるが、肉芽組織が形成され、創部が縮小している。

表7　NPWT継続後の血液データ

検査項目	結果		検査項目	結果	
アルブミン(g/dL)	2.8	L	WBC（/μL）	4350	
AST(GOT)(U/L)	19		RBC（万/μL）	329	L
ALT(GPT)(U/L)	12		Hb（g/dL）	9.7	L
LDH（U/L）	184		Ht（%）	31.2	L
ALP（U/L）	286	H	MCV（fL）	94.8	
γ-GT（U/L）	43		MCH（pg）	29.5	
CRP（mg/dL）	2.44	H	MCHC（%）	31.1	L
			血小板数(万/μL)	261	

肝機能は改善した。低栄養と貧血は持続しているが創部は治癒が進んでいることから、NPWTが奏効していると判断できる。

図7　NPWT継続後のCT画像

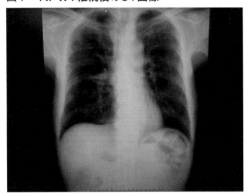

胸水は消失した。

図8　NPWT開始20日後の創部

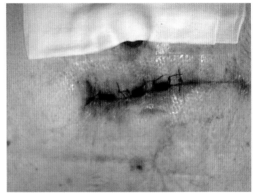

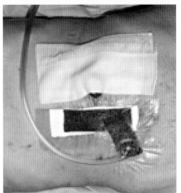

縫合糸間の創部にNPWTを挿入し滲出液の回収を行った。

図9　治癒した創部

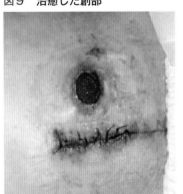

臨床Tips

- 縫合糸は生体にとって異物であるため、創傷治癒促進を阻害する。抜糸することが望ましいが慎重に判断する必要があるため、必ず医師と相談する。
- 組織の色調は赤色でも、表面は粘性を伴うフィブリン膜が付着していることがある。このぬめりをしっかり除去していくことで、肉芽組織の形成を促進することができる。
- NPWT開始にあたり、腹壁の離開の有無、臓器との距離を確認し、安全に実施できるかの評価が必要である。
- 各種の培養結果を確認して、SSIが生じた原因を特定する。発熱がある場合は、血液培養と創部培養から検出された菌の一致がないかを確認する。一致していればSSIが発熱の直接原因と判断できる。
- NPWTの方法を工夫することで、創部の癒合を促進することができる。

参考文献

1. Wounds International：World Union of Wound Healing Societies Consensus Document. Closed surgical incision management：Understanding the role of NPWT 2016.
2. 厚生労働省JANIS（院内感染対策サーベイランス事業）：院内感染対策サーベイランス手術部位感染（SSI）部門 手術部位感染 判定基準. https://janis.mhlw.go.jp/section/standard/standard_ssi_ver1.2_20150707.pdf（2022/1/20）
3. 日本外科感染症学会編：消化器外科SSI予防のための周術期管理ガイドライン2018. 診断と治療社，東京，2018.
4. 森兼啓太 訳，小林寛伊 監訳：改訂5版 サーベイランスのためのCDCガイドライン. メディカ出版，大阪，2012.
5. 菅野恵美編：第1特集 創部感染の予防とケア. 看護技術 2017；63（9）.
6. 清水潤三編：特集 手術部位感染の予防と治療. OPE NURSING 2017；4（1）.
7. 特集 Surgical site infection（SSI）と創傷治癒. 臨床雑誌外科 2008；70（3）.
8. 炭山嘉伸編：特集 術後創管理の知識と実践策. 消化器外科ナーシング 2008；13（7）.

Part 3

症例からみる褥瘡・創傷の治療戦略

放射線治療後・骨盤内臓全摘後の殿部の難しい創傷

後方骨盤内臓全摘術・仙骨合併切除術・会陰再建術術後SSI

石井光子

| POINT |

● 過去に行った放射線療法により創周囲の肉芽組織の線維化と血流障害、化学療法（アバスチン）による新生血管阻害によって創治癒遅延になる可能性もある

● バイタルサインや呼吸、循環動態などのフィジカルイグザミネーションから体に起きている問題を考え、検査結果や行われている治療を把握する

● 創部が全身にどの程度影響を及ぼしているのかをアセスメントし、早急に処置をする必要があるかを決定していく

症例提示

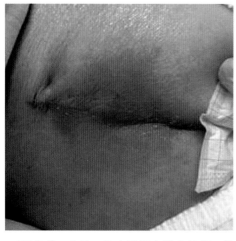

● 70歳代、女性。後方骨盤内臓全摘術・仙骨合併切除術施行。術後21日目に会陰創部に発赤が出現

● 診断名：直腸がん（pT2N0M0 Stage I）仙骨前面局所再発

● 既往歴：
　・40歳代時に高血圧［アムロジピンベシル酸塩（アムロジン®）5mg、1日1回1錠内服治療中］
　・60歳代時に直腸がん（腹腔鏡下低位前方切除術施行）

● 現病歴：直腸がん術後3年目のCT検査にて仙骨前面局所再発の診断

● 術前放射線治療：40Gy/20Frを4週

● 術前化学療法：FOLFOX＋Bev療法を4コース、FOLFOX療法を5コース

● 手術目的で入院

● 術前の自立生活動作（ADL）：すべて自立

● 意識レベル：清明

手術内容、術後経過、内服薬の情報（表1）

表1　症例の手術内容、術後経過、内服薬

手術	●X年10月、後方骨盤内臓全摘術・仙骨合併切除術施行 ●直腸：腹会陰式直腸切断術（S状結腸ストーマ造設） ●仙骨前面にドレーン各1本（術後10日目で抜去） ●仙骨：S4以下切除 ●会陰：単純縫合閉鎖（会陰創部ドレーンなし） ●手術時間：13時間50分、出血量：1,725mL、術中輸血：RBC6単位
術後経過	●術後21日目、会陰部に発赤が出現し、主治医より形成外科医、WOCナースへ介入依頼があった ●術直後より敗血症、ARDSに対して抗菌薬投与中（感染対策チーム介入中、後述）であったが、全身状態は改善傾向であった。意識レベルは清明で、術後の廃用回復に対して理学療法士の介入のもとリハビリテーションを行っており、日常生活動作（ADL）は自立していた ●術後排尿障害があり、自己導尿指導導入中であった（排尿ケアチーム介入） ●栄養は、常食3分の2とエンシュア®・Hを2本経口摂取できていた
内服薬	●クエン酸第一鉄50mg、1日2回1錠ずつ ●アムロジピンベシル酸塩（アムロジン®）5mg、1日1回1錠 ●ウラピジル（エブランチル®）15mg、1日2回1錠ずつ（α₁遮断薬） ●ジスチグミン臭化物（ウブレチド®）5mg、1日1回1錠（コリンエステラーゼ阻害薬）

創ができた理由 治らない理由の分析

1. 考えられる発赤の原因

　創部の発赤の大きさは12×10cm、創周囲の熱感は軽度であり痛みはなかった。仙骨前面のドレーンは抜去されてから10日経過していた。そのため、滲出液が死腔にたまっており手術部位感染（surgical site infection：SSI）の可能性が考えられた（ただし、表層切開部SSIか深部SSIなのかは不明）。

2. 創部のケア方法

　介入依頼時、形成外科医が発赤部分を一部切開したところ漿液性の滲出液が排出されたため、創部の培養を提出した。このときの創部の深さは不明で、滲出液の量は少量であった。創周囲の発赤は翌日には消退した（**図1**）。創洗浄後、ポビドンヨードゲル（イソジン®ゲル10%）を塗布する処置を実施した。

創・全身状態の分析

1. 全身状態をみるポイント

　創治癒遅延の原因、創治癒へのアプローチを考えるうえで、全身状態の把握は大切である。

図1　切開翌日に発赤は消失

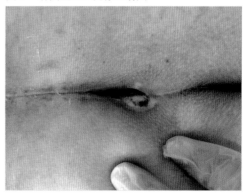

①フィジカルアセスメント

　介入時のバイタルサインは、血圧134/62mmHg、脈拍98回/分、呼吸数13回/分、体温37.7℃、SpO_2 98％で、意識レベルは清明、ADLは自立していた。異常呼吸音は聴かれず、腹壁はやわらかく、排便は毎日あった。37℃台の微熱は術後からずっと続いているが、本人の熱苦痛はない。口腔内乾燥、下腿浮腫もみられなかった。フィジカルイグザミネーションからは全身状態は安定していると考えられた。微熱が続いている理由は急性呼吸窮迫症候群（acute respiratory distress syndrome：ARDS）か、創部による影響かはこの時点では明らかではなかった。

②ARDS

　ARDSは、何らかの原因による高度の炎症反応が肺胞壁を障害して透過性を亢進させ、肺胞内に滲出液が貯留し、炎症反応や組織損傷は好中球が中心となって発生するとされる。サイトカインなどが複数関与するが、現在でも詳しい機序は不明である。ARDSに先行する基礎疾患は、肺に直接障害を与える直接損傷と間接損傷に大別される。直接損傷では重症肺炎や狭義の誤嚥性肺炎、間接損傷では敗血症の頻度が高い。大部分の症例で、発症後5～7日には肺損傷は急速に修復され後遺症を残さず回復する。呼吸療法や薬物療法

を行う。

　本事例の術後の抗菌薬治療を**表2**にまとめる。*Enterococcus*属（腸球菌）は、*Streptococcus*属に比べて病原性は弱く健常な人の腸内からもしばしば検出され、通常は病原性を示さない。しかし、細菌感染に対する抵抗力が低下した免疫不全患者に対して感染する可能性があり、場合によっては菌血症などを引き起こす。治療はペニシリン系が第一選択である。

③血液データ

　炎症反応の上昇、WBC高値、好中球の上昇は発赤が生じる前からであり、ARDSによるものの可能性が高い。しかし、創部の中に膿の貯留などがある場合は、炎症反応を上昇させうるため注意深く観察する必要がある。貧血に関しては炎症性のものと判断され、すでに鉄剤の内服を行っている。また、肝機能上昇は抗生物質投与によるものと考えられており、経過観察になっていた（**表3**）。

④その他培養結果

　尿培養検査、中心静脈カテーテル抜去培養ともに陰性（－）であった。その結果、炎症反応を高くする要因は、ARDSか創部からかに絞られた。

表2　術後の抗菌薬治療
（血液培養より*Enterococcus faecalis*が検出）

投与期間	抗菌薬の種類
術後3～7日目	セフェピム塩酸塩1g、1日3回
術後7～10日目	メロペネム1g、1日3回
術後8～10日目	メロペネム1g、1日3回 バンコマイシン塩酸塩0.6g、1日2回
術後11～12日目	セフメタゾールナトリウム1g、1日4回 バンコマイシン塩酸塩0.6g、1日2回
術後12～22日目	セフメタゾールナトリウム1g、1日4回 バンコマイシン塩酸塩0.7g、1日2回

表3　血液データ

検査項目	術後11日		術後14日		術後18日	
Alb（g/dL）	2.3	L	2.2	L	2.3	L
GOT（U/L）	23		24		27	
GPT（U/L）	19		18		27	H
LDH（U/L）	409	H	355	H	228	H
ALP（U/L）	467	H	505	H	586	H
γ-GTP（U/L）	195	H	225	H	205	H
BUN（mg/dL）	17.9		10.1		9.8	
CRE（mg/dL）	0.48		0.55		0.59	
Cl（mEq/L）	108		103		106	
Na（mEq/L）	143		137		139	
K（mEq/L）	4.5		4.3		4.1	
Ca（mEq/L）	8.1	L	8.2	L	8.3	L
INR	—		—		—	

検査項目	術後11日		術後14日		術後18日	
血糖値（mg/dL）	139	H	130	H	105	
CRP（mg/dL）	5.42	H	3.49	H	5.09	H
WBC（/μL）	15,980	H	14,040	H	9,240	H
RBC（万/μL）	309		296		268	L
Hb（g/dL）	9.2	L	9.0	L	8.3	L
Ht（%）	29.0	L	27.5	L	25.2	L
PLT（万/μL）	34.9	H	42.0	H	42.8	H
好中球（%）	88.9	H	84.9	H	80.8	H
リンパ球（%）	6.3	L	8.9	L	11.5	L
単球（%）	4.0		5.5		5.8	
PT時間（秒）	—		—		—	
PT活性値（%）	—		—		—	
PT比	—		—		—	

2. 全身状態からわかること

　以上より、創部が全身に及ぼしている影響は大きいとはいえない。しかし、創部の状況がまだはっきりわからないため、注意深く観察していく必要がある。その後の経過を**図2**に示す。

　毎日創部を洗浄していたが、膿性の滲出液が混ざるようになってきたため局所麻酔下で切開を行った（**図2A**）。創は頭側に広がりポケットが残存していた（**図2B**）。徐々に壊死組織が付着し始め、膿性滲出液も増加した。膿性滲出液、培養陽性であり、皮下組織以下が露出しているため、深部SSIと判断できる。培養結果に合わせて感染対策チームから推奨された抗菌薬投与を行い、軟膏を精製白糖・ポビドンヨード（ユーパスタコーワ軟膏）へ変更したが改善がみられなかったため、再びポケット切開とデブリードマンを行った（**図2C**）。

3. 考えられる創部SSIの発生の原因と難治化の要因

　この症例は、手術1年前に仙骨部へ放射線療法（40Gy/20Fr、4週）を行っていた。そのため、仙骨部周囲の肉芽組織の線維化と血流障害があった。また、術前3か月前まで新生血管阻害薬であるアバスチンの投与を行っていたため、創治癒遅延になった可能性が考えられた。ドレーン抜去により死腔内に滲出液がたまり、吸収しきれずに感染した可能性も考えられた。さらに入院時のBMIは16と低く、術後に敗血症、ARDSによる炎症とエネルギー消費量増加も創治癒遅延の原因と考えられた。

4. その後の経過

　デブリードマン施行前に行った血液検査結果を示す（**表4**）。白血球数、CRP値に変化はみられなかった。バイタルサインは、血圧120/62mmHg、脈拍80回/分、呼吸数14回/分、体温36.4℃であり、全身状態に大きな変化はなかった。

　今回のデブリードマンでポケットはなくなり、壊死組織も大部分を除去できた。しかし、創部と腸管との距離がはっきりしていなかったため、壊死組織は完全に取り切れてお

図2　創部観察の経過と処置内容

A 術後24日目：
局所麻酔下で切開

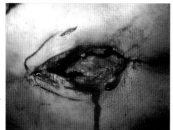

B 術後35日目：
培養提出

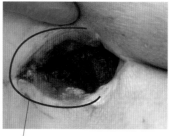

ポケットが残存している

C 術後45日目：
局所麻酔下で切開、デブリードマン、仙骨露出あり、培養提出

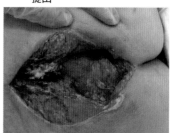

培養結果	術後21日目、*Enterococcus faecalis*ごく少量（グラム陽性球菌）	*Pseudomonas aeruginosa* 1＋（グラム陰性桿菌、緑膿菌）	*Enterococcus faecalis*（グラム陽性球菌）
抗菌薬	追加なし	術後37日目〜、レボフロキサシン（クラビット®）500mg、1日1回	術後50日目〜、セフメタゾールナトリウム＋バンコマイシン6週間（骨髄炎の可能性を考えて）
滲出液性状	漿液性＋膿性	膿性、悪臭あり	膿性、悪臭あり
滲出液量	ガーゼ吸収内	ガーゼ＋尿とりパッド	ガーゼ＋尿とりパッド
創部の大きさ	5×15cm	10×15cm	15×25cm
肉芽の状況	赤色	白色壊死組織付着	白色壊死組織増加
ポケット	あり、拡大している	あり	ほぼなし

表4　デブリードマン施行前の血液データ

検査項目	結果		検査項目	結果	
Alb（g/dL）	2.7	L	血糖値（mg/dL）	105	
GOT（U/L）	14		CRP（mg/dL）	5.49	H
GPT（U/L）	12		WBC（/μL）	8,710	H
LDH（U/L）	182		RBC（万/μL）	268	L
ALP（U/L）	—		Hb（g/dL）	8.1	L
γ-GTP（U/L）	60	H	Ht（%）	25.6	L
BUN（mg/dL）	17.6		PLT（万/μL）	40.3	H
CRE（mg/dL）	0.56		好中球（%）	73.9	H
アミラーゼ（U/L）	—		リンパ球（%）	18.1	L
Cl（mEq/L）	106		単球（%）	7.0	
Na（mEq/L）	142		PT時間（秒）	—	
K（mEq/L）	3.5		PT活性値（%）	—	
Ca（mEq/L）	—		PT比	—	

らず、膿性滲出液の排出は続いていた。さらに、デブリードマンにより骨が露出したため、骨髄炎を想定した抗菌薬投与が開始された。

TIMEコンセプトにあてはめた場合、T：壊死組織あり、I：感染あり、M：過剰な滲出液あり、E：ポケット切開後の状態であるため、壊死組織の除去を行いながら、感染、滲出液のコントロールを行っていく必要があるとアセスメントした。

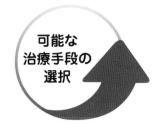
可能な治療手段の選択

創部と腸壁との距離や瘻孔の有無の確認後、デブリードマンを行い、感染をコントロールしながら局所陰圧閉鎖療法（negative pressure wound therapy：NPWT）施行後、皮弁術を行う計画を立てた。

［ 治療の実際 ］

デブリードマン施行後、腹部CTで腹腔内との交通はないことを確認し（**図3**）、深部SSIと確定した。翌日、もう一度デブリードマンを行った（**図4**）。CTで創部と腸壁の境界がはっきりしなかったため、殿部側の肉芽の壊死組織を中心に除去した。滲出液に膿が

まだ残存していたため、NPWTi-d（negative pressure wound therapy with instillation and dwell）、メンテナンスデブリードマンを2週間行い（**図5**）、皮弁術（左から上殿動脈穿通枝、上殿皮神経皮弁、右から脂肪皮弁）を施行した（**図6**）。

図3　腹部CT像

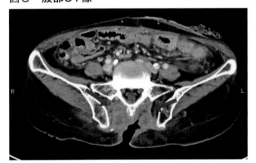

腹腔内との交通はなかった（矢印）。

図4　デブリードマン（2回目）後の創部

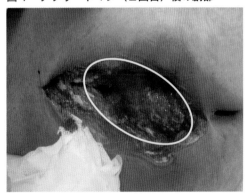

腸壁が隣接している可能性が高い部分（囲み）。この部分を触れるときは腸穿孔の可能性があるため愛護的に行った。

図5　NPWTi-dを2週間行った後の創部

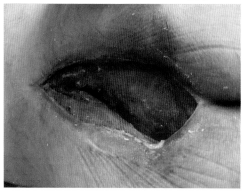

創底が良性肉芽で覆われている。

図6　皮弁術を施行

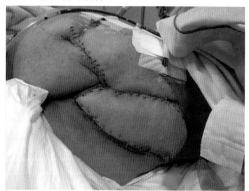

臨床Tips

　バイタルサインや全身のフィジカルイグザミネーションから体に起きている問題を想起しながら、検査結果や行われている治療を把握し、追加で必要な検査についても検討していく。特に、創部が全身にどの程度影響を及ぼしているのかアセスメントし、早急に処置をする必要があるかを決定していく必要がある。

　この症例では、術後の全身状態の回復に反して会陰創の状態の改善がみられず、治癒までに2か月を要している。患者は1日3回の自己導尿（指導が必要）、リハビリテーションの予定があるため、病棟看護師と協力して創洗浄を行う必要があった。特定行為研修を修了したWOCナースは、患者の体調、創部の状況により洗浄方法を工夫し時間調整を行うことで、その他の予定を変更することなく創洗浄を継続できた。また、メンテナンスデブリードマンやNPWTを施行し、創部の状況を形成外科医、主治医へ報告し円滑に治療方針を検討できるように連携を図った。さらに、患者へ労いの言葉をかけ、苦痛に対しての症状緩和に努め、長期にわたる治療に患者が前向きに取り組めるように努めた。創治癒のために行う処置を優先してしまいがちであるが、入院中の患者の生活を考え、また患者を取り巻くチームと協働していくことが、創治癒にとって重要であると考える。

参考文献

1. 3学会合同ARDS診療ガイドライン2016作成委員会編：ARDS診療ガイドライン2016．日本呼吸器学会・日本呼吸療法医学会・日本集中治療医学会，東京，2016．
https://www.jsicm.org/ARDSGL/ARDSGL2016.pdf（2022/1/20アクセス）
2. 日本外科感染症学会 消化器外科SSI予防のための周術期管理ガイドライン作成委員会編：消化器外科SSI予防のための周術期管理ガイドライン2018．診断と治療社，東京，2018．
https://minds.jcqhc.or.jp/docs/gl_pdf/G0001082/4/perioperative_management_for_prevention_of_surgical_site_infection_in_gastroente_logical_surgery.pdf（2022/1/20アクセス）
3. 染方史郎：感じる細菌学×抗菌薬．じほう，東京，2020：131．

縦隔炎（胸骨骨髄炎での）／NPWTと手術の併用

伊藤謹民

| POINT |

● 胸骨骨髄炎により縦隔炎をきたした場合、まずはその原因になっている異物（胸骨ワイヤー）や感染した骨の除去が必要である

● 重要臓器の露出がなく感染徴候が落ち着いていればNPWTを行い、創状態が改善したら創閉鎖を目的に皮弁や植皮などの手術を行う

● NPWTの開始や手術の適応を決めるために、瘻孔造影CTなどを用いて創部の状態を把握する

症 例 提 示

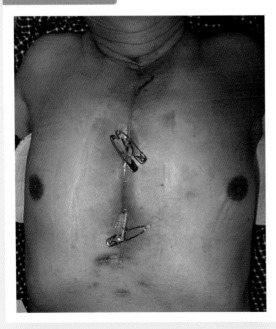

● 60歳代、男性。縦隔炎、胸骨骨髄炎

● 甲状腺がんリンパ節転移にて両側頸部リンパ節郭清、胸骨正中切開にて縦隔リンパ節郭清術施行

● 術後1か月で38℃台の発熱と前胸部の発赤・熱感を認め、前医で小切開し洗浄するも改善なく紹介受診となった

● 入院時バイタル：血圧150/90mmHg、脈拍102回/分、不整、SpO_2 93%

● 既往歴：甲状腺がん、急性胆嚢炎、前立腺肥大、心房細動、高血圧

● リンパ節郭清術後、ドレーンを自己抜去した際にドレーンの体内残存あり、術後5日目に再開胸手術にて摘出をしていた

入院時の血液データ（表1）

表1　入院時血液データ

検査項目	結果		検査項目	結果	
WBC（/μL）	9,000	H	異型リンパ球（%）	0.0	
RBC（万/μL）	353	L	大小不同赤血球	（−）	
血色素量（g/dL）	10.9	L	多染性赤血球	（−）	
Ht（%）	33.1	L	低色素性赤血球	（−）	
MCV（fL）	93.7		奇形赤血球	（−）	
MCH（pg）	30.7		赤芽球パーセント比	0.0	
MCHC（%）	32.8		赤血球分布幅	15.2	
血小板数（万/μL）	31.9		平均血小板体積	8.2	
好中球（%）	72.0		血小板分布幅	16.4	
好酸球（%）	3.4		GOT（U/L）	17	
好塩基球（%）	0.3		GPT（U/L）	11	
リンパ球（%）	14.8	L	LDH（U/L）	140	
単球（%）	9.5	H	ALP（U/L）	307	
骨髄芽球（%）	0.0		T-Bil（mg/dL）	0.53	
前骨髄球（%）	0.0		尿素窒素（mg/dL）	14.1	
骨髄球（%）	0.0		クレアチニン（mg/dL）	0.99	
後骨髄球（%）	0.0		eGFR（mL/分/L）	58.4	
好中球桿状核（%）	10.0		Na（mEq/L）	142	
好中球分葉核（%）	70.0	H	Cl（mEq/L）	106	
好酸球（%）	3.0		K（mEq/L）	4.4	
好塩基球（%）	0.0		CPK（U/L）	40	L
リンパ球（%）	12.0	L	CRP（mg/dL）	12.4	H
単球（%）	5.0				

創ができた理由　治らない理由の分析

　臨床像の観察より創周囲の発赤・熱感、ドレーン刺入部からの排膿が認められることから、手術部位感染（surgical site infection：SSI）を起こしている状態であることがわかる。ドレーン刺入部から洗浄を行っているが、感染が制御されていない。血液データでは、白血球数の上昇、CRPの上昇を伴っており、炎症所見を認める（**表1**）。胸骨正中切開後の創部であり、胸骨骨髄炎を伴う縦隔炎を強く疑う。

**創・全身
状態の分析**

**可能な
治療手段の
選択**

SSIの評価

　SSIは、その深さに
より表層切開創SSI
（superficial incisional
SSI）、深部切開創SSI
（deep incisional SSI）、
臓器/体腔SSI（organ/space SSI）の３つに
区分される（p.106、図１参照）[1]。それぞれ
深さに応じた治療が必要になる。その評価の
ためには、感染創の開放・洗浄（デブリード
マン）、瘻孔造影CTなどでの画像評価が必要
になる。

胸骨骨髄炎での
縦隔炎の治療計画
①SSIの評価目的に創
　の開放を行う。感染
　源（人工物）や感染
巣（骨髄炎に伴う壊死組織・腐骨）があれ
ば、その抜去・デブリードマンを行う。同
時に創部培養検査にて原因菌の検索を行
い、感受性に応じた適切な抗菌薬投与を行
う。
②切開・デブリードマン後は、感染徴候改善
　までの間は連日創部の洗浄・ヨードホルム
　ガーゼ充填などによる局所処置を行う。
③より深部に瘻孔形成や膿瘍腔がないかどう
　かを確認するために、画像評価（瘻孔造影
　CT）を行う[2]。
④重要臓器の露出がなく感染徴候が落ち着い
　ていれば、局所陰圧閉鎖療法（negative
　pressure wound therapy：NPWT）を行う。
⑤創の状態が改善したら、組織欠損部の充填
　や創閉鎖を目的に、皮弁や植皮などの手術
　を行う。

---

column

SSIを予防するために使用するNPWTの承認・保険適応

　2019年にPICO®創傷治療システム（スミス・アンド・ネフュー株式会社）とPREVENA®切開創
管理システム（ケーシーアイ株式会社）が、手術部位感染（SSI）によるリスクの高い患者の縫合
創に対して、予防的にNPWTを施行する機器として薬事承認された。

　薬事承認は、日本外科感染症学会と８つの関連学会で作成された「切開創SSIに対するNPWT機
器の適正使用にかかる提言」に基づいて使用することになっている。適応１として、切開創SSIハ
イリスクの決められた術式の症例、あるいは適応２として、創分類、ASAスコア、手術時間を用
いたリスクインデックスが２以上に該当する症例、あるいは適応３として、インスリン投与が必
要な糖尿病など６つの全身疾患症例で使用するとされている。しかしながら、保険償還の範囲は、
手術創クラスⅢ以上（汚染創・感染創）かつICUで管理されている症例かつBMIが30以上の肥満症
の患者などリスクの高い病態となった。結果として、薬事承認と保険償還の範囲は大きく異なる
かたちとなり、保険算定できる症例は極端に制限された。NPWTを使用することがSSIのリスクを
減らすかどうかに関しても、学術的なエビデンスは十分でないため、症例選択を慎重に行い、「持
ち出し」をよしとして、これらのNPWT機器を使用することも検討せざるを得ない状況である。
今後、臨床現場の声を、監督官庁に届ける必要が求められる。

（松村　一）

NPWTの適応について

　NPWTは、創部を密閉し持続的に陰圧負荷をかけることで創面の血行改善と肉芽形成を促し創傷治癒を促進させる方法であり、2010年の保険収載以降、さまざまな創傷に対して使用され、治療効果が報告されている。

　従来のNPWTでは、主要な血管・臓器・神経などが露出した創傷や、臓器との交通がある瘻孔、未検査の瘻孔、悪性腫瘍の残存の可能性がある創傷に対する場合は原則禁忌となっている。また、感染創に対しては、密閉状態にすることで感染の増悪を助長する可能性があり適応外となる。

　感染創に対するNPWTでは、従来のNPWTデバイスに持続的に創内に生理食塩水を還流させ、洗浄を行いながら陰圧をかける方法などが使われてきた（図）[1]。しかし近年では、感染創に対して間欠的に洗浄を行いながら陰圧をかけることができるデバイス（V.A.CUlta®）も保険適応となっている。

　NPWT使用中は、感染の増悪のリスクを常に考えながら、周囲の発赤や発熱の有無に留意し、必要に応じて適切な抗菌薬の全身投与を行う。感染徴候を認めた場合には躊躇なく中止し、適切な外用薬での処置に切り替える必要がある。　　　　（伊藤謹民）

図　持続洗浄機能を付加したNPWT装置

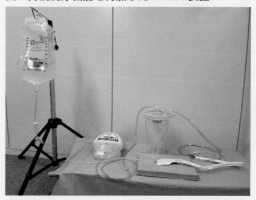

引用文献

1. 柴田大, 小宮貴子, 松村一：感染創・汚染創におけるRENASYS®創傷治療システムを用いた持続陰圧洗浄療法. 創傷 2017; 8（2）：81-86.

瘻孔造影CTについて

　難治性創傷の治療計画を立てる際に、創傷の深さ・深部の状態、周囲組織との関係性を把握することは重要となる。その評価の目的に、当科では瘻孔造影CTを行っている。潰瘍部をフィルムで密封し、その中に希釈した造影剤を注入し、その状態でCTを撮影するという簡便な検査で、得られる情報も多い有用な検査である（図）[1]。

　NPWT開始前、創治癒の遷延時の原因検索、手術前の評価など、適切なタイミングで行う。　　　　（伊藤謹民）

図　瘻孔造影CTの実際

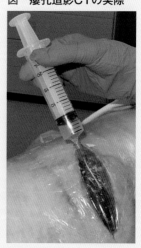

引用文献

1. 仁木さやか, 小野紗耶香, 松村一, 他：胸骨骨髄炎, 縦隔炎に対する瘻孔造影CTを用いた当科の治療戦略. 創傷2015；6（4）：132-138.

治療の実際

入院後、瘻孔造影CTを行い胸骨下まで瘻孔が形成されていることを確認した（**図2**）。入院後4日目に全身麻酔下にて創部の切開、デブリードマンを行った。感染した胸骨のデブリードマンを行ったが、縦隔は開放されなかった（**図3**）。深部切開創SSIの診断となり、術翌日に止血を確認後、NPWTを用いて創部の肉芽化を図った（**図4**）。

その後、徐々に肉芽化を認めたが、潰瘍部の上端からは排膿が続いていたため、初回デブリードマンより3週間後に瘻孔造影CTを行った（**図5、6**）。その結果、鎖骨下へつながる瘻孔の形成と鎖骨の骨融解像を認めたため、再度デブリードマンと組織欠損部への大胸筋皮弁の充填、分層植皮術を行う方針となった。

瘻孔造影CTにて鎖骨下の瘻孔を認めたため、初回デブリードマンより4週間後、全身麻酔下に再度デブリードマンを行った。デブリードマンにより感染創は十分に除去されたが、縦隔の開放に伴う重要臓器の露出も認めたため、同時に左大胸筋皮弁による組織欠損部の充填と、分層植皮術を行った（**図7～9**）。筋皮弁・植皮ともに生着し、最終手術から1か月で創閉鎖に至った。その後の感染の再発は認めない（**図10**）。

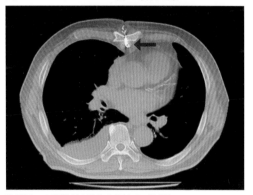

図2　デブリードマン前の瘻孔造影CT

胸骨下への造影剤の流入を認める（矢印）。

図3　初回デブリードマン時所見

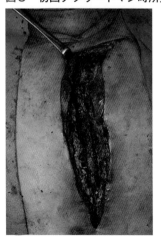

図4　NPWT装着時

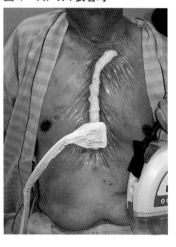

図5　治癒遷延時の瘻孔造影CT施行時所見

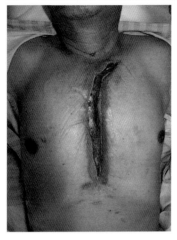

図6　治癒遷延時の瘻孔造影CT所見

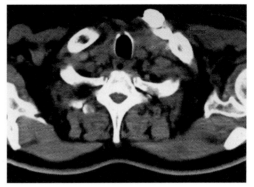

鎖骨下への造影剤の流入を認める（矢印）。

図7　大胸筋皮弁を挙上

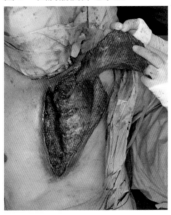

図8　大胸筋皮弁を組織欠損部に充填

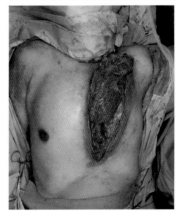

図9　分層植皮術を追加

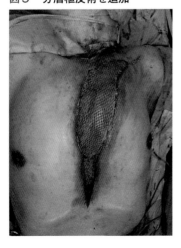

図10　術後2年時所見

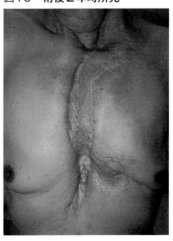

　胸骨骨髄炎による縦隔炎をきたした症例では、まずその原因となっている異物（胸骨ワイヤー）や感染した骨の除去が必要である。それにより、心臓・大血管が露出する可能性があるが、その場合はすみやかにそれらの臓器を被覆するための手術を行う。

　他方、重要臓器の露出なく感染源が取り除かれた場合は、創部の状態の改善・肉芽化を図るためにNPWTが用いられる。NPWTにより創部の状態が整えば、安全に創閉鎖のための手術を行うことができる。NPWT開始の適応や手術の適応を決めるためには創部の状態を把握する必要があり、そのために瘻孔造影CTなどを用いる。

　創閉鎖のための手術では、組織欠損部の状況に応じて大胸筋皮弁や植皮が用いられるが、デブリードマンによって胸骨が離開している場合には、その充填のために大胸筋皮弁が選択されることが多い。充填した大胸筋の筋体の上は皮膚欠損創となるため、植皮により創閉鎖を行う。胸骨が離開した創の場合、呼吸による胸郭の動揺を予防するために胸帯を巻いて管理する必要がある。

　本症例では、初回デブリードマンの後にNPWTを装着し創の状態改善と肉芽化を促したが、感染創の残存と瘻孔形成を認めたため、その状態を瘻孔造影CTにて評価した後に再度デブリードマンと大胸筋皮弁・植皮術により創閉鎖に至った。胸骨骨髄炎での縦隔炎の治療において、適切なタイミングでのNPWTの併用と手術により治療できた症例である。

Part
3

症例からみる褥瘡・創傷の治療戦略

引用文献

1. Berrios-Torres SI, Umscheid CA, Bratzler DW, et al：Centers for disease control and prevention guideline for the prevention of surgical site infection, 2017. JAMA Surg 2017；152（8）：784-791.
2. 仁木さやか，小野紗耶香，松村一，他：胸骨骨髄炎，縦隔炎に対する瘻孔造影CTを用いた当科の治療戦略. 創傷 2015；6（4）：132-138.

下肢潰瘍
（血腫による皮膚壊死）

松村　一

●高血圧、不整脈、動脈硬化症の患者の増加や抗血小板薬の内服、種類の増加などにより打撲などが原因の皮下血腫が起こり、その後皮膚トラブルを生じる症例が増えている

●手術を見据えて薬剤に起因する皮膚障害の治療を計画する際、原因薬剤をいつから休薬するかといった薬剤の管理が複雑である

●皮下血腫が原因となる創傷では全身的な疾患を抱えている場合が多いので注意する

症 例 提 示

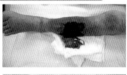

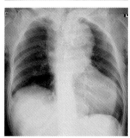

入院時胸部単純X線画像

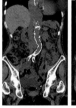

入院時胸腹部CT画像

● 80歳代、女性。左下腿皮膚壊死

● デイサービスを利用している

● 転倒して左下腿を打撲したが、同部の腫脹が強いため、翌日、近医外来を受診した

● 初診時には打撲部の腫脹が著しいものの歩行は可能な状態であり、そのほかの炎症症状もみられなかったため、自宅での患肢挙上が指示された

● 受傷後1週間での再診時、左下腿皮膚は暗赤色となり、血腫による皮膚壊死が進行しているため、入院、手術予定となった

● 入院時バイタルサイン：血圧138/82mmHg、脈拍78回/分、整、SpO₂ 96%

● 既往歴：胸腹部大動脈瘤にて人工血管置換術施行、甲状腺がん、大腸がんで手術を施行しているほか、高血圧・脂質異常症・HCV陽性

● かかりつけ医にて定期的に受診をしているが、内服等はしていない。易出血性があり、大動脈置換の手術をした病院で精査を行ったがはっきりとした原因が特定されず、同病院でときどき赤血球輸血をしている

入院時血液データ、創部の状態、CT像

入院時検査時の採血結果を**表1**に示す。血液所見では炎症所見は乏しく、貧血はあるものの血液凝固障害は明らかでなかった。

入院時の左下腿の創部の状態（**図1**）と下腿のCT像を**図1**に示す。左下腿前面の皮膚は完全な壊死となっていた。CT像では左脛骨前面に厚みのある血腫が存在し、これが皮膚壊死の原因であることは明らかであった。

表1　入院時検査時の血液検査結果

検査項目	結果		検査項目	結果	
WBC（/μL）	4,440		AST（GOT）（U/L）	51	H
RBC（万/μL）	227	L	ALT（GPT）（U/L）	36	
血色素量（Hb）（g/dL）	7.6	L	LD（LDH）（U/L）	411	H
ヘマトクリット（Ht）（%）	23.5	L	ALP（U/L）	195	
MCV（fL）	104	H	総ビリルビン（mg/dL）	0.5	
MCH（pg）	33.5		クレアチニン（mg/dL）	1.79	H
MCHC（%）	32.3		尿素窒素（mg/dL）	36.8	H
血小板数（万/μL）	10.1	L	アミラーゼ（U/L）	159	H
白血球像	＊＊＊＊＊		CPK（U/L）	142	
好塩基球（%）	0.0		Na（mEq/L）	143	
好酸球（%）	0.2		K（mEq/L）	3.7	
リンパ球（%）	9.7	L	Cl（mEq/L）	98	
単球（%）	5.0		血糖（mg/dL）	202	H
好中球	85.1	H	CRP定量/LA（mg/dL）	0.10	
APTT（秒）	26.2		蛋白分画（TP-F）	＊＊＊＊＊	
PT	＊＊＊＊＊		A/G比	1.51	L
PT時間（秒）	10.5		アルブミン（%）	60.2	L
PT活性値（%）	108.7		α_1（%）	4.0	H
PT-INR	0.95		α_2（%）	10.0	H
推算GFRreat（mL/分）	21		β（%）	8.7	
総蛋白（TP）（g/dL）	6.8		γ（%）	17.1	

図1 　入院時左下腿の状態

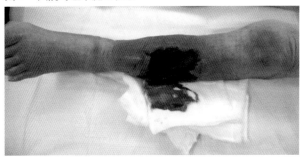

図2 　入院時CT像

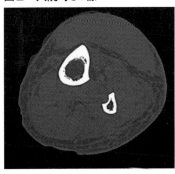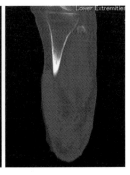

創ができた理由 治らない理由の分析

　原因不明の易出血性を有する高齢患者が転倒し、外傷性皮下出血にて、その表面の皮膚壊死が生じた。

創・全身状態の分析

　打撲受傷後2週間の入院時には、皮膚壊死の範囲は明瞭化していた。皮下出血はかなりの厚みがあり、皮膚壊死の除去と皮下血腫の除去が必要な状況であった。易出血性以外には創傷治癒機転に大きな問題はなく、明らかな創感染もない状態であった。

　易出血性があるため、脊椎麻酔は避けたほうが無難である。また、血腫除去後に再度出血がないことを確認してからの創閉鎖が求められる。血腫は脛骨前面であり、血腫除去後の創面において脛骨露出になってしまうと、植皮での創閉鎖が難渋しそうである。

可能な治療手段の選択

　局所麻酔あるいは全身麻酔での皮膚壊死部のデブリードマンと皮下血腫除去・洗浄処置を計画した。この患者は、過去にも複数回、全身麻酔を施行していたが安全に行われていたため、今回も全身麻酔を選択することとした。

　初回手術では、創部は開放創として術後の出血がないことを確認のうえ、創面環境調整（wound bed preparation：WBP）のために局所陰圧閉鎖療法（negative pressure wound therapy：NPWT）を施行してから分層植皮による創閉鎖を計画することとした。

治療の実際

全身麻酔下にて壊死した皮膚とその下の血腫を除去したが、明らかな出血源となる血管などは確認できなかった。脛骨骨膜も温存された。術後はウージング状の創部の出血が続いたが、術後4日目には出血は少なくなった。このため、術後1週間目からNPWTを施行した。NPWT施行後2週間、分層植皮前の創の状態を**図3**に示す。

NPWTによる植皮前のWBPは非常に良好であり、追加のデブリードマンもガーゼでこする程度でよいと考えられ、局所麻酔で施行することが可能と判断された。左大腿外側より分層採皮を施行し、恵皮部は一次縫縮した。創部を乾ガーゼでこすって点状出血することを確認し、エピネフリンガーゼで圧迫止血後、パッチ植皮を施行した。植皮の縫合などはせず、ソフトシリコン・コンタクトレイヤー（メピテル®ワン）で固定し（**図4**）、植皮後10日後にソフトシリコン・コンタクトレイヤーを除去した（**図5**）

1か月後、パッチ植皮は良好に生着した（**図6**）。創は完全閉鎖しており、植皮も安定した。

図3 NPWT施行後2週間（分層植皮前）の創の状態

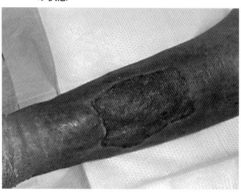

図4 植皮の固定

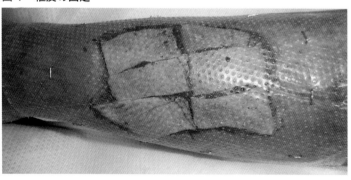

図5 ソフトシリコン・コンタクトレイヤーを除去

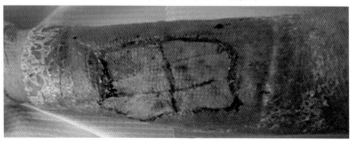

図6　植皮後1か月

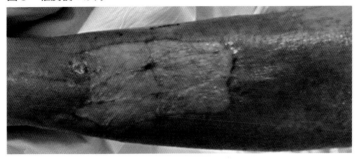

臨床Tips

　高血圧、不整脈、動脈硬化症の患者の増加や抗血小板薬の内服、抗血小板薬の種類の増加などにより、この症例と同様の皮下血腫が起こり、その後皮膚トラブルを生じる例が増えてきているようである。このような薬剤に起因する症例においては、それらの薬剤を休薬するか、休薬するならいつするか、または休薬をしてヘパリンなどの注射に変更するかなど、薬剤管理が非常に複雑になってきている。手術可能となるまでに休薬後しばらくかかる薬剤もある。そのような場合、治療当初から手術を見据えての薬剤の中止が必要となってくるため注意を要する。

　皮下血腫が原因となる創傷に関しては、創傷治癒の障壁は少ない症例が多いが、全身的な疾患を抱えている場合が多いので注意を要する。

---

column

シリコン・コンタクトレイヤー

　近年、シリコーン系粘着剤を用いた非固着性創傷被覆・保護材が頻用されるようになっている。一般的には、メピテル®ワンやエスアイ・メッシュ®が用いられることが多い。これらの製品では創部への適度な密着性があり、それらが創部からずれたり、浮いたりすることが防げる。これと同時に創部への固着は少なく、剥離時の組織損傷、植皮の剥離などはない。これらの製品は、非常に脆弱である自家培養表皮移植時のコンタクトレイヤーとしても、その適度な固定性と剥離時の創部の損傷の少なさから臨床使用されている。

　今回の症例でも、植皮を創部にまったく固定していないのにもかかわらず、植皮を創部に適切に密着固定することができ、さらには、その剥離時にも生着した植皮片を痛めることなく除去が可能であった。今後、このようなシリコーン系粘着剤を用いた非固着性創傷被覆・保護材は創傷治療のなかで頻用されるものと考えられる。特に、今回用いたメピテル®ワンは、伸縮性と粘着性のバランスがよく、植皮の固定は非常に有用で、植皮片のタイ・オーバー固定（糸でガーゼや綿花を植皮の上に固定する方法）の手間を省くことができる。

　　　　　　　　　　　　　　　　　　　　　　　　　　　　　　　　　　　　　（松村　一）

糖尿病合併閉塞性動脈硬化症の足趾潰瘍・骨髄炎疑い

松村　一

| POINT |

●重症下肢虚血における潰瘍では閉塞性動脈硬化症と糖尿病を合併している場合が多く、集学的なチーム医療が必須である

●糖尿病患者では血行が改善された創部の感染症状が増悪することがあるため注意する

症例提示

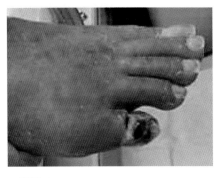

- 80歳代、右第5足趾潰瘍
- 既往歴：2型糖尿病でインスリン導入中。尋常性乾癬（ナローバンドUVベータ波紫外線療法を施行）と閉塞性動脈硬化症あり
- 右第5足趾潰瘍あり。経皮的血管形成術（PTA）を計画中
- 身長165cm、体重68kg
- 日常生活は自立
- 服薬：
  - 抗血小板薬：シロスタゾール（プレタール®OD50mg）2錠、クロピドグレル（75mg）1錠
  - 糖尿病治療薬：ボグリボースOD（0.3mg）3錠、リナグリプチン（トラゼンタ®5mg）1錠、グリメピリド（1mg）0.5錠
  - 脂質異常症治療薬：ピタバスタチンCa・OD（1mg）1錠
  - 降圧薬：ベニジピン（4mg）2錠、ドキサゾシン（カルデナリン®OD2mg）2錠
  - その他：ラベプラゾール（パリエット®10mg）1錠
  - インスリン療法：ヒューマログ®（朝・昼・夕各4Uを皮下注）
- 右第5足趾潰瘍が悪化したため、緊急入院
- 右第5足趾からMP関節部にかけての発赤、足趾基節部に壊死を伴う2cm²弱の深い皮膚潰瘍がみられた
- 入院時バイタルサイン：血圧144/88mmHg、脈拍76回/分、整、SpO₂ 96%

入院時血液検査データ

入院時の血液検査データを**表1**に示す。CRPは0.96で炎症はさほどではないが、HbA1cは7.6と高値で血糖コントロールは不良と考えられる。

皮膚組織灌流圧（skin perfusion pressure：SPP）検査にて、右足背19mmHg、足底22mmHg、左足背43mmHg、左足底38mmHgであった。循環器内科にて右浅大腿動脈の閉塞が疑われたため、緊急経皮的血管形成術（percutaneous transluminal angioplasty：PTA）を施行し、閉塞していた浅大腿動脈を開通させた。PTA施行前後の血管造影を**図1**に示す。

また、入院後の創部の培養検査にて、*Streptococcus a hemolytic*、*Streptococcus sp.*、*Corynebacterium sp.*、*Enterococcus faecalis*が検出された。創部はカデキソマーヨウ素軟膏処置とした。

足部単純X線より第5足趾DIP関節の間隙がなく骨融解が疑われ、またPIP関節部分の脱臼が確認され（**図2**）、骨髄炎が強く疑われた。PTA施行後のSPP検査にて、右足背22mmHg、右足底35mmHg、足関節5cm近位で46mmHgであった。足底部の血流の改善がみられたPTA施行後、創部感染の悪化なく経過している。

表1　入院時血液検査データ

検査項目	結果		検査項目	結果	
WBC（/μL）	7.4		中性脂肪（mg/dL）	158	
RBC（万/μL）	3.47	L	尿素窒素（mg/dL）	10.0	
血色素量（Hb）（g/dL）	11.2		クレアチニン（mg/dL）	0.9	
ヘマトクリット（Ht）（%）	33.0	L	eGFR（mL/分/1.73m²）	61.9	
血小板数（万/μL）	286		Na（mEq/L）	138	
赤血球沈降速度（ESR）（mm）	21.0	H	Cl（mEq/L）	104	
総蛋白（TP）（g/dL）	5.7	L	K（mEq/L）	4.5	
AST（GOT）（U/L）	25		血糖値（mg/dL）	157	H
ALT（GPT）（U/L）	36		Ca（mg/dL）	8.8	
γ-GT（U/L）	129	H	HbA1c（%）	7.6	H
LD（LDH）（U/L）	266	H	CRP（mg/dL）	0.96	H
ALP（U/L）	291				
総ビリルビン（mg/dL）	0.63				
総コレステロール（mg/dL）	182				

図1　PTA施行前後の血管造影

PTA施行前	PTA中	PTA施行後

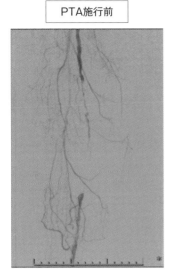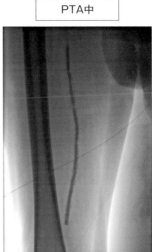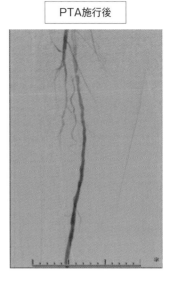

図2　足部単純X線画像

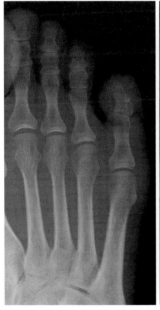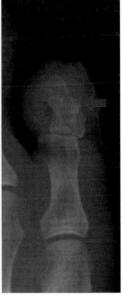

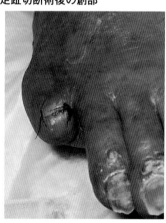

この症例は、糖尿病合併閉塞性動脈硬化症、重症下肢虚血による足趾潰瘍が存在し、それとともに創部の感染、骨髄炎が認められていた。右足背部でのSPPも、PTA後で25mmHgと低値で血流が乏しいことから、創部の改善は認められない状況である。

創ができた理由 治らない理由の分析

創・全身状態の分析

総蛋白は5.7g/dLであったが、全身状態・栄養状態に関しては大きな問題はなかった。局所に関しては、右第5足趾はPIP関節部を含めて骨髄炎が強く疑われ、基節部背側の皮膚も壊死がある状態である。しかし、感染症状は比較的コントロールされている。

抗血小板薬内服中であるが、PTA後であり、内服継続が望ましい状態である。

可能な治療手段の選択

PTA後3週間で第5基節骨中央部での切断を計画した。感染においても、SPP検査にて足背の血流より足底の血流が比較的よかったため、足趾の切断後に底側の皮膚で断端を覆うこととした。また、この足趾では、抗血小板薬の休薬は必要ないと判断した。

治療の実際

足趾切断術後の創部の状態（**図3**）と単純X線像（**図4**）を示す。創部は良好に被覆されている。切断後1か月、切断端皮膚は安定しており、足底の外側荷重部も十分保たれている（**図5**）。

図3　足趾切断術後の創部

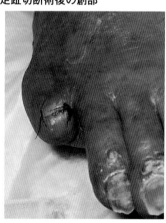

図4　足趾切断術後のX線像

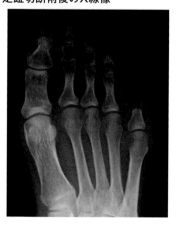

図5　足趾切断1か月後

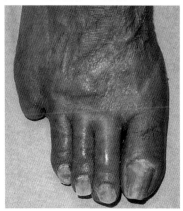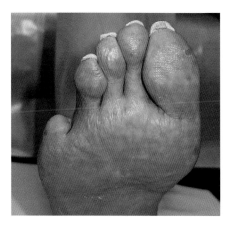

臨床Tips

　重症下肢虚血における潰瘍症例においては、このような閉塞性動脈硬化症と糖尿病の合併症例は多い。このような症例においては、循環器内科・外科、形成外科（整形外科）、糖尿病科、腎臓内科、リハビリテーション科、WOCナース、ソーシャルワーカー等からなる集学的なチームが必須であり、それにより初めて救肢が可能となる。

　PTAなどにより血行障害の改善を行っ

たときに、血行が改善された創部の感染症状が増悪する場合も多く、糖尿病患者においては特に注意を要する。このような患者においては、治療のなかで少なからず切断が必要となるが、その切断レベルに関しては注意深く検討する必要がある。ADL、潰瘍の位置、血行状態、骨切除の範囲、一期的に切断面の被覆をするかどうか、する場合にはその方法（用いる皮弁の位置）などを細かく計画することが必要である。

column

糖尿病性足骨髄炎（DFO）を疑うのはどんなとき？

　米国感染症学会（Infectious Diseases Society of America：IDSA）のガイドラインでは、次のような場合を示している。

- 十分な血流がある患側で、適切な創ケア、除圧を行っているにもかかわらず潰瘍が6週間以上治らない場合
- 骨の露出がある場合
- 2cm以上の潰瘍面積
- 3mm以上の深掘れ潰瘍
- 過去のDM footの既往歴
- 再発性or多発の潰瘍
- 緊満した足趾（sausage toe）

　このような臨床症状があれば、糖尿病性足骨髄炎（diabetic foot osteomyelitis：DFO）を疑うことになる。また、ゾンデ試験（probe test）も簡単であり、臨床では頻用される。滅菌ゾンデで潰瘍面がどこまで深いかを探り、骨に当たれば骨髄炎合併を疑うことになる。　　　　　　（松村　一）

引用文献
1.　Lipsky BA, Berendt AR, Cornia PB：2012 Infectious Diseases Society of America clinical practice guideline for the diagnosis and treatment of diabetic foot infections. Clin Infect Dis 2012；54（12）：e132-173.

NPPVマスクによる創傷（医療関連機器圧迫創傷：MDRPU）

志村知子

| POINT |

●NPPVマスクによるMDRPUは前額部や鼻梁、胸部などマスクが直接接触する部位に多く発生する

●MDRPUは褥瘡の評価スケールDESIGN-R®2020を用いて評価する

●発生したMDRPUを悪化させないために正しいマスクフィッティング、クッション効果の高いドレッシングなどで十分な外力低減ケアを実施し、適切な治療を行う

症例提示

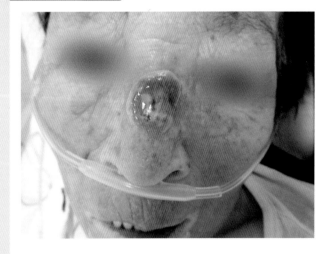

●80歳代、女性

●身長142cm、体重40kg

●既往歴：高血圧、心不全

●服用薬：アムロジピン、フロセミド

●心不全の増悪によって心臓血管治療科に入院となった

●フルフェイスマスク（口鼻マスク）を用いたNPPVによる人工呼吸療法が開始されたが、入院当日の夜からせん妄となり、頻繁にマスクを外そうとする行動がみられるようになった

●入院4日目、鼻梁にMDRPUが発生した

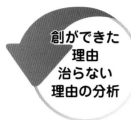

創ができた
理由
治らない
理由の分析

NPPVによる医療関連機器圧迫創傷（MDRPU）

非侵襲的陽圧換気療法（non-invasive positive pressure ventilation：NPPV）は、心原性肺水腫や慢性呼吸不全に対する人工呼吸療法として高いエビデンスが示されており、近年では急性期領域においてもその有効性が認識されつつある[1]。NPPVの利点は、気管挿管下での人工呼吸療法に比べて侵襲度が低く、簡便性に優れ、人工呼吸器関連肺炎（ventilator associated pneumonia：VAP）や人工呼吸器関連肺障害（ventilator associated lung injury：VALI）の合併を低減させる可能性が期待できる点にある。しかし一方で、マスクを装着することによって生じる外力を要因とした医療関連機器圧迫創傷（medical device related pressure ulcer：MDRPU）の発生が問題視されている。NPPVによるMDRPU発生率は20〜34％と報告されている[2]。NPPVマスクによるMDRPUの好発部位は前額部や鼻梁、頬部など、マスクが直接皮膚に接触する部位である。特に鼻梁とその周囲は皮下脂肪組織が薄く、皮膚直下に骨があるため高頻度に発生しやすい（図1）。

図1　NPPVマスクによるMDRPU好発部位

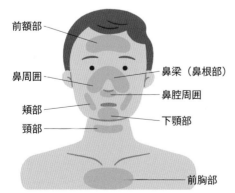

- 前額部
- 鼻梁（鼻根部）
- 鼻周囲
- 鼻腔周囲
- 頬部
- 下顎部
- 頸部
- 前胸部

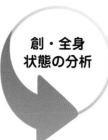

創・全身
状態の分析

1．身体所見

視診や聴診、触診によって低酸素血症の症状や浮腫の程度など、心不全の徴候を確認する。

本症例の入院4日目のバイタルサインは、血圧154/82mmHg、脈拍98回/分、呼吸数34回/分、体温37.1℃、SpO$_2$96％であった。チアノーゼや頸静脈の怒張はみられなかったが、両側肺野でcoarse crackle（水泡音）が聴取された。また、両下腿に著明な浮腫を認め、顔面にも軽度の浮腫を認めていた。通常体重は40kgであるが、入院時の体重は46kgに増加していた。

左心不全によって肺うっ血や心拍出量低下が生じると、低酸素に陥ることによってチアノーゼが出現する。また、右心不全を生じている場合は、右心房圧の上昇に伴う頸静脈怒張を認めることがある。

coarse crackle（水泡音）はゴロゴロ、プツプツといった異常な呼吸音で、気道に分泌物があったり、うっ血性心不全で肺胞内や気管支腔に浮腫液が漏出した際に認められる。浮腫は、心臓のポンプ機能の低下によって毛細血管圧が上昇することにより間質に水分がたまって生じるむくみで、視診で確認されるほか、体重の増加によっても推測することができる。浮腫を認める皮膚は菲薄で、摩擦やずれによる損傷を受けやすい。そのため、MDRPUを悪化させないためのケアがよりいっそう必要となる。

2．検査所見
①心エコー、胸部X線像

患者入室時の胸部X線像を図2に示す。肺うっ血が著明で胸水を認め、心胸郭比（cardio-thoracic ratio：CTR）は72％と拡大していた。心エコーでは左室駆出率（left

図2　胸部X線像

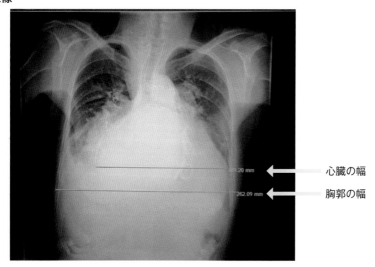

← 心臓の幅
← 胸郭の幅

ventricle ejection fraction：LVEF）48%と左室収縮能にやや低下を認めていた。

　CTRは、心拡大の評価指標の一つで心臓の幅/胸郭の幅×100（%）で算出する。一般的な正常値は50%未満で、50%以上で心拡大と判断される。LVEFは左室機能の指標の一つで、一般的には50〜55%未満で左室収縮機能が低下していると判断される。患者はいずれも正常値を逸脱しており、心不全の急性増悪と診断された。

②入院時の血液データ

　入院時の血液データを**表1**に示す。なお、腎機能の悪化と体重の増加に対し、入院時からフロセミドの持続投与が開始されていた。BNP（脳性（B型）ナトリウム利尿ペプチド）は心不全を診断するうえで有用な指標である。BNP100pg/mL以上が心不全診断の基準値となる。うっ血の改善に向け、水分出納管理に留意していく必要がある。

③血液ガスデータ

　入室時の血液ガスデータを**表2**に示す。低酸素血症に対し、入院時からNPPVによる人工呼吸療法が開始されていた。

表1　入院時の血液データ

検査項目	結果	
Na	141mEq/L	
K	4.4mEq/L	
尿素窒素	58.2mg/dL	H
クレアチニン	2.12mg/dL	H
総蛋白	5.7g/dL	
Alb	3.0g/dL	L
血色素量	10.2g/dL	L
BNP	246pg/mL	H

表2　入室時の血液ガスデータ

検査項目	結果	
pH	7.309	
PaO$_2$	67.5mmHg	L
PaCO$_2$	54.4mmHg	H

　心不全による肺うっ血によって低酸素血症を生じ、呼吸性アシドーシスを呈していると考えられる。MDRPUの大元の原因であるNPPVが早期離脱できるか否かは心不全治療の結果に大きくかかわるため、心不全の症状を継続的にアセスメントし、ケアを進める必要がある。

3．せん妄評価

入院4日目の意識レベルはJCS I -2で、見当識障害を認めていた。また、NPPVマスクを嫌がり、頻繁に外そうとしていた。

せん妄とは、身体的異常や薬物の使用を原因として急性に発症する意識障害を本態とし、失見当識などの認知機能障害や幻覚妄想、気分変動などのさまざまな精神症状を呈する病態とされる[3]。ICUにおけるせん妄の発生率は16～89%とされ、他の治療領域に比較して高いことが知られている[4]。また、リスク因子は年齢や認知症の既往、安静臥床の長期化のほか、代謝性アシドーシス、電解質異常、低血圧、敗血症、不十分な疼痛管理、人工呼吸管理などさまざまである[5]。

患者にとって、マスクを装着することで生じる圧迫感や痛み、不快感などはせん妄を助長する要因となる。また、マスクを外そうとすることで生じるずれや摩擦は、MDRPUを悪化させる原因となる。そのため、鎮静管理の必要性について、医師とともに検討する必要がある。

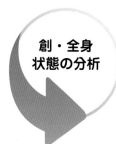

創・全身
状態の分析

患者に発生したMDRPUは、褥瘡の評価ツールであるDESIGN-R®2020を用いて評価する。この患者のMDRPUは、d2-e3s3i0g0n0p0：6点であった。創傷の局所治療における基本方針は、創の観察を怠らず適度の湿潤環境を保ち、創部の保護と感染予防を行うことである。

MDRPUの深さはDESIGN-R®2020で「d2：真皮までの損傷」であり、保存的治療の適用である。『褥瘡予防・管理ガイドライン（第4版）』[6]では、びらん・浅い潰瘍に対する局所治療として外用薬やドレッシング材を使用することが記載されている。外用薬は抗炎症作用や上皮形成作用のある軟膏類、ドレッシング材は真皮に至る創傷用ドレッシング材を用いることが勧められている（表3）[6]。

Part
3

症例からみる褥瘡・創傷の治療戦略

表3　びらん・浅い潰瘍に用いる外用薬、ドレッシング材

Clinical Question	推奨度	推奨文
びらん・浅い潰瘍にはどのような外用薬を用いたらよいか	C1	酸化亜鉛、ジメチルイソプロピルアズレンを用いてもよい。上皮形成促進を期待してアルプロスタジルアルファデクス、ブクラデシンナトリウム、リゾチーム塩酸塩を用いてもよい
びらん・浅い潰瘍にはどのようなドレッシング材を用いたらよいか	B	保険適用のある真皮に至る創傷用ドレッシング材のハイドロコロイドを用いることが勧められる。皮下組織に至る創傷用ドレッシング材のハイドロコロイドを用いてもよいが保険適用外である
	C1	保険適用のある真皮に至る創傷用ドレッシング材のハイドロジェル、ポリウレタンフォームのシートタイプ、アルギン酸フォーム、キチンを用いてもよい。皮下組織に至る創傷用ドレッシング材のハイドロジェル、ハイドロポリマー、ポリウレタンフォーム、ポリウレタンフォーム/ソフトシリコン、アルギン酸塩、キチンを選択肢として考慮してもよいが保険適用外である

酸化亜鉛：亜鉛華軟膏
ジメチルイソプロピルアズレン：アズノール®軟膏0.033%
アルプロスタジルアルファデクス：プロスタンディン®軟膏0.003%
ブクラデシンナトリウム：アクトシン®軟膏3%
リゾチーム塩酸塩：リフラップ®軟膏5%
日本褥瘡学会編：褥瘡予防・管理ガイドライン（第4版）．褥瘡会誌 2015；17（4）：492．より引用

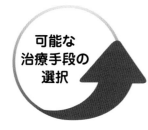

可能な
治療手段の
選択

1. 全身状態への対応

　MDRPUの悪化を防ぎ治癒へ導くためには、NPPVの早期離脱が必要であり、そのためには心不全の病態を改善させることが第一である。また、せん妄の発症は、死亡率の上昇や入院期間の延長にも関連しているため、早期対策が重要である[7]。各検査データの推移やバイタルサインをモニタリングしながら鎮静管理についても検討する。

　NPPVを実施している場合は経口薬の内服が困難であるため、鎮静薬の持続静注による管理が望ましい。本症例では、そのことを主治医に報告し、デクスメデトミジン（プレセデックス®）の持続静注が開始された。デクスメデトミジンは他の鎮静薬に比較して血圧や呼吸抑制への影響が少ない利点があるが、徐脈の副作用があるため、過剰な鎮静にならないよう鎮静評価スケール（Richmond Agitation-Sedation Scale：RASS）[8]を用いて継続的にモニタリングを行い、せん妄評価ツールであるConfusion Assessment Method for the ICU（CAM-ICU）[8]などを用いてせん妄評価を継続する必要がある。NPPV治療の必要性や効果について適宜患者に情報提供を行い、理解を得ながら治療やケアを進めていくことが大切なのはいうまでもない。

2. 創局所への対応

　発生したMDRPUを悪化させず治癒させるためには、十分な外力低減ケアを実施したうえで適切な治療が行われる必要がある。本症例では、NPPVに代わる適切な代替療法はなく、MDRPU発生後も継続してNPPVによる治療を進める必要があった。そのため、創への圧迫を可能な限り低減し、マスクの装着を継続することを前提とした治療法を選択する必要があった。

　外力低減ケアの第一は、マスクのフィッティング方法を統一することである。マスクフィッティングはストラップの調整とアームの調整によって行い（**図3**）、ストラップは指2本が挟めるよう余裕をもってとめる。特に、本症例のように頻繁にマスクを外そうとする患者の場合、医療者はストラップを強く締め付けがちになるため注意が必要である。

　NPPVマスクには、「ネーザルマスク（鼻マスク）」「フルフェイスマスク（口鼻マスク）」「トータルフェイスマスク（顔マスク）」がある。それぞれのマスクには、いくつかの種類やサイズがあるため、患者の装着感やエアリークの状態に合わせて最も適したマスクを使用する。本症例では、フルフェイスマスクを使用した際に鼻梁にMDRPUが発生したため、可能であれば鼻梁を圧迫しないような、ほかの形状のマスクへ変更する、あるいは日中と夜間でマスクを使い分けるなどの代替策を医師に相談し検討することも必要である。

　マスクが接触する創部に、クッション効果の高いドレッシングなどを使用して圧を低減させることも有用である。

図3　ストラップとアームでの調整

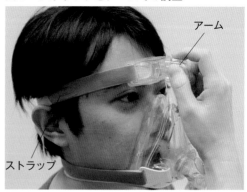

アーム

ストラップ

治療の実際

　本症例では、クッション効果と感染予防を考慮し、薄型ポリウレタンフォームドレッシング（メピレックス®ライト、**図4**）を用いて被覆した。

　RASS0〜−2程度（呼びかけで開眼し、アイコンタクトでの意思疎通が可能）を目標とした鎮静コントロールが継続され、マスクを頻繁に外そうとする行動はみられなくなった。利尿治療により十分な尿量も確保され、

胸部X線ではうっ血所見も軽減し、血液データ、血液ガスデータともに改善を認めた。入院6日目にNPPVを離脱しカニューレによる酸素療法へと変更され一般病棟に転棟となった。

　創部に用いるドレッシング材は滲出液の減少とともに薄型ハイドロコロイドドレッシング（デュオアクティブ®ET、**図5**）へと変更し、入院16日目には上皮化が完了した（**図6**）。

図4　薄型ポリウレタンフォームドレッシング

メピレックス®ライト
（メンリッケヘルスケア株式会社）

図5　薄型ハイドロコロイドドレッシング

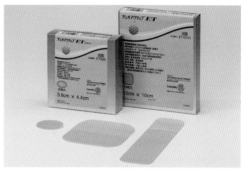

デュオアクティブ®ET
（コンバテック ジャパン株式会社）

図6　入院16日目に上皮化

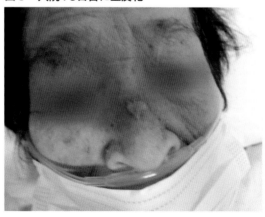

引用文献

1. British Thoracic Society Standards of Care Committee：Non-invasive ventilation in acute respiratory failure. Thorax 2002；57（3）：192-211.
2. Mehta S, Hill NS：Noninvasive ventilation. AM J Repir Crit Care Med 2001；163（2）：540-577.
3. 日本サイコオンコロジー学会，日本がんサポーティブケア学会編：がん患者におけるせん妄ガイドライン2019年版．金原出版，東京，2019.
4. Cerveira CTT, Pupo CC, Santos SDSD, et al：Delirium in the elderly：A systematic review of pharmacological and non-pharmacological treatments. Dement Neuropsychol 2017；11（3）：270-275.
5. Kotfis K, Marra A, Ely EW：ICU delirium-a diagnostic and therapeutic challenge in the intensive care unit. Anaesthesiol Intensive Ther 2018；50（2）：160-167.
6. 日本褥瘡学会教育委員会ガイドライン改訂委員会：褥瘡予防・管理ガイドライン（第4版）．褥瘡会誌 2015；17（3）：487-567.
7. Ely EW, Shintani A, Truman B, et al：Delirium as a predictor of mortality in mechanically ventilated patients in the intensive care unit. JAMA 2004；291（14）：1753-1762.
8. Sessler CN, Gosnell MS, Grap MJ, et al：The Richmond Agitation Sedation Scale：validity and reliability in adult intensive care unit patients. Am J Respir Crit Care Med 2002；166（10）：1338-1344.

参考文献

1. Tsuruta R, Fujimoto K, Shintani A, Ely W：ICUのためのせん妄評価法（CAM-ICU）トレーニング・マニュアル．ICU Delirium and Cognitive Impairment Study Group. http://www.mc.vanderbilt.edu/icudelirium/docs/CAM_ICU_training_Japanese.pdf（2022/1/20アクセス）

スキン-テア（皮膚裂傷）

間宮直子

| POINT |

● スキン-テア（皮膚裂傷）とは、摩擦・ずれによって皮膚が裂けて生じる真皮深層までの損傷である

● スキン-テアのリスクアセスメントでは「個体要因」と「外力発生要因」でそれぞれ判定を行う

● 皮膚に白い線状や星状の瘢痕を認める場合は、スキン-テアの既往ありと判断する

症例提示

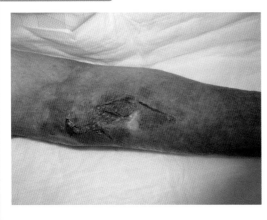

● 70歳代、男性

● 1か月前に右尿管結石嵌頓に伴う水腎・腎盂腎炎のため右尿管ステント留置となった

● ADLは自立

● 既往歴：2型糖尿病、糖尿病性網膜症、前立腺肥大症

● 尿管結石による腎盂腎炎、水腎症のため高熱が続き、浮腫が出現したことから緊急入院となった。入院翌日、点滴中にトイレに行こうとしてベッドサイドで転倒し、点滴をしていない上肢が点滴支柱台などに接触・打撲して右前腕にスキン-テアが生じた

発生時の血液データ （表1）

表1　発生時の血液検査データ

検査項目	結果	
CRP	15.1mg/dL	H
WBC	14300/μL	H
RBC	289万/μL	L
血色素量	7.8g/dL	L
ヘマトクリット	23.5%	L
血小板	11.8万/μL	L
血糖値	112mg/dL	H
HbA1c	7.6%	H

創ができた理由 治らない理由の分析

　スキン-テア（皮膚裂傷）とは、摩擦・ずれによって、皮膚が裂けて生じる真皮深層までの損傷（部分層損傷）であり、特に高齢者の四肢に多くみられる創傷である[1]。絆創膏を剥がすとき、体位変換時に身体を支持しているとき、更衣時に衣服がこすれたときなど、脆弱な皮膚への摩擦・ずれで発生することがある。

　この症例は、水腎症から上下肢の浮腫が発生しており、皮膚の菲薄化により軽微な外力でもスキン-テアが発生しやすい状況であった。また、数日間高熱があったことで、従来乾燥傾向であった皮膚が湿潤し、より脆弱性を増していた可能性がある。加齢にみられやすい皮膚張力の低下や過角化は認めなかった。

　最近、歩行時にときどき転倒することがあると申告していたが、貧血によるふらつきなどの自覚症状はなかったことから、糖尿病性網膜症の進行などが疑われた。

創・全身状態の分析

1. スキン-テアのリスクアセスメント

　スキン-テアのリスクアセスメントでは、まず個体要因のリスクアセスメント（**表2**）を行う。計14項目中1項目でも該当すれば「個体要因におけるリスクあり」と判定し、次の外力発生要因のリスクアセスメント（**表3**）を評価する。計9項目中1項目でも該当すれば「外力発生要因におけるリスクあり」と判定し、発生と再発予防のケアを実施する[1]。

　本症例では、個体要因のリスクアセスメントにおいては「加齢」「乾燥」「浮腫」が該当し、個体要因のリスクありと判定された。外力発生要因のリスクアセスメントでは「医療用テープの貼布」が該当したことから、外力発生要因もリスクありと判定された。また、反対側の前腕にスキン-テアの瘢痕（column1 参照）を認めた。

　さらに、最近転倒が多くなり、スキン-テア発生の自己申告もあったことから、外力発生要因において「物にぶつかる」という項目にも該当すると考えてもよかったのかもしれ

ない。いずれにしても、発生リスクは高かっ
たと考えられる。

表2 個体要因のリスクアセスメント

全身状態	皮膚状態
●加齢（75歳以上） ●治療（長期ステロイド薬使用、抗凝固薬使用） ●低活動性 ●過度な日光曝露歴（屋外作業・レジャー歴） ●抗がん剤・分子標的薬治療歴 ●放射線治療歴 ●透析治療歴 ●低栄養状態（脱水含む） ●認知機能低下	●乾燥・鱗屑 ●紫斑 ●浮腫 ●水疱 ●ティッシュペーパー様（皮膚が白くカサカサして薄い状態）

日本創傷・オストミー・失禁管理学会編：ベストプラクティス スキン-テア（皮膚裂傷）の予防と管理．照林社，東京，2015：19．より引用

表3 外力発生要因のリスクアセスメント

患者行動 （患者本人の行動によって摩擦・ずれが生じる場合）	管理状況 （ケアによって摩擦・ずれが生じる場合）
●痙攣・不随意運動 ●不穏行動 ●物にぶつかる（ベッド柵、車椅子など）	●体位変換・移動介助（車椅子、ストレッチャーなど） ●入浴・清拭等の清潔ケアの介助 ●更衣の介助 ●医療用テープの貼付 ●器具（抑制具、医療用リストバンドなど）の使用 ●リハビリテーションの実施

日本創傷・オストミー・失禁管理学会編：ベストプラクティス スキン-テア（皮膚裂傷）の予防と管理．照林社，東京，2015：19．より引用

Part 3 症例からみる褥瘡・創傷の治療戦略

column 1

スキン-テアの瘢痕

　皮膚に白い線状や星状の瘢痕を認めれば、スキン-テアの既往があると判断する（図）。スキン-テアの既往がある場合、保有とともに皮膚の脆弱性から「褥瘡の危険因子」の評価項目にも追加されている[1]。 　　　　　　　　　　　　　　　　　　　　　　　　　　　（間宮直子）

図 スキン-テアの瘢痕の例

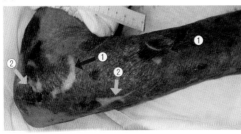

スキン-テアの既往がある90歳代の女性の腕に、白い線状（①）や星状（②）の瘢痕を認めた。過去にスキン-テアがあったと判断することができる。

引用文献

1. 日本褥瘡学会編：平成30年度（2018年度）診療報酬・介護報酬改定 褥瘡関連項目に関する指針．照林社，東京，2018.

表4　STAR分類システム

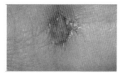	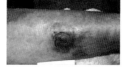	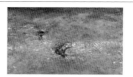
カテゴリー1a 創縁を（過度に伸展させることなく）正常な解剖学的位置に戻すことができ、皮膚または皮弁の色が蒼白でない、薄黒くない、または黒ずんでいないスキンテア	**カテゴリー1b** 創縁を（過度に伸展させることなく）正常な解剖学的位置に戻すことができ、皮膚または皮弁の色が蒼白、薄黒い、または黒ずんでいるスキンテア	**カテゴリー2a** 創縁を正常な解剖学的位置に戻すことができず、皮膚または皮弁の色が蒼白でない、薄黒くない、または黒ずんでいないスキンテア
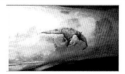	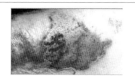	
カテゴリー2b 創縁を正常な解剖学的位置に戻すことができず、皮膚または皮弁の色が蒼白、薄黒い、または黒ずんでいるスキンテア	**カテゴリー3** 皮弁が完全に欠損しているスキンテア	

日本創傷・オストミー・失禁管理学会編：ベストプラクティス スキン-テア（皮膚裂傷）の予防と管理．照林社，東京，2015：7．より引用

2．スキン-テアの分類（表4）

　スキン-テアは2か所であり、1か所は黒ずんだ皮弁が残っているが、正常な解剖学的位置に戻すことができなかったため「カテゴリー2b」と判断した。もう1か所は正常な解剖学的位置に戻ったため、「カテゴリー1b」と判断した（図4参照）。

可能な治療手段の選択

1．処置手順
①止血と創洗浄
　血腫がある場合は血腫を除去し、弱酸性の洗浄剤を用いて創部をやさしく洗浄する（図2）。しみるような痛みが強い場合は、生理食塩水を用いることで痛みの緩和が図りやすい。

②皮弁を元の位置に戻す
　皮弁がある場合は、湿らせた綿棒や手袋をした濡れた指、無鈎鑷子などを使用して可能な限り元に戻す（図3、column 2 参照）。

図2　スキン-テアと周囲皮膚の洗浄

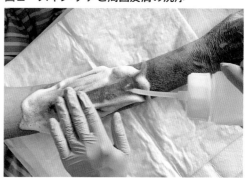

泡を使って手のひらで洗う。

図3　皮弁を元の位置に戻す

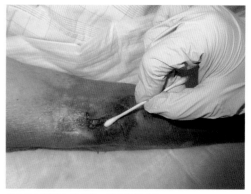

湿らせた綿棒などを使って皮弁を戻す。

このとき、痛みを確認しながら行う。ずれが
生じやすそうな部分には、皮膚被膜剤を使用
してから皮膚接合用テープで固定するとよ
い。その場合、皮膚接合用テープには、スキ
ン-テア発生のリスクがあることを認識して
使用する必要がある。また、このテープを使
用する際は、テープ間の隙間をあけて貼布し
滲出液を創内にため込まないようにする。さ
らに、紫斑部への貼布はできるだけ避ける。
原則、このテープは自然に剥がれるまで剥離
しない（**図4**）。

③創傷被覆材の貼布

創部がずれず、創周囲に固着しにくい創傷
被覆材を選択する。本症例ではシリコーン系
のポリウレタンフォームを選択した（**図5**）。

なお、シリコーン系のドレッシング材がな
い場合は、油脂性基剤（白色ワセリンなど）
の軟膏と非固着性ガーゼを用いて、医療用
テープはできるだけ使用せず包帯などで固定
するとよい。ただし、独居高齢者などはこの

図4　皮膚接合用テープの使用

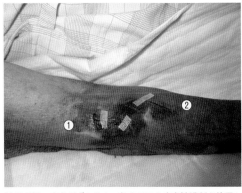

貼付の際、皮弁がずれやすい部分にのみ皮膚被膜剤を使用し
た。①STAR分類システムカテゴリー2b、②カテゴリー1b。

図5　剥離刺激のやさしい創傷被覆材

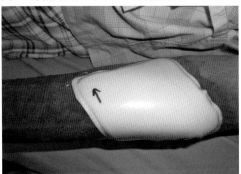

次に剥がす方向に矢印を記入しておくとよい。

---

column 2

皮弁を元の位置に戻すのが難しい場合

皮弁が乾燥して解剖学的位置に戻すことが困難な場合は無理に戻さず、湿らせたガーゼ等を5
～10分ほど当ててから再度試みるとよい（図）。
　　　　　　　　　　　　　　　　　　　　　　　　　　　　　　　　　　　　　　（間宮直子）

図　戻らない皮弁の対処方法

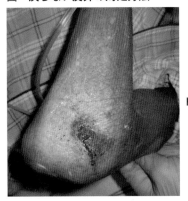

皮弁が乾燥していたため湿らせたガーゼを
貼付した。

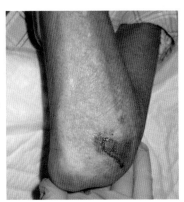

数分後には皮弁を戻すことができた（この
後完全に元の位置に戻る）。

図6　創傷被覆材を剥がす

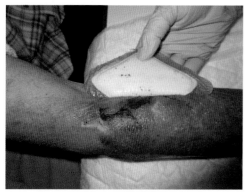

上皮化は完全に完成していないが、剥離によって皮弁の生着を妨げてはいない。

図7　発生3週目の創の状態

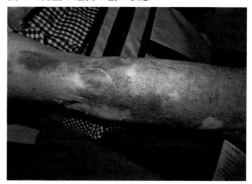

2週後には自宅での治癒を確認した。

図8　保湿剤の塗布方法

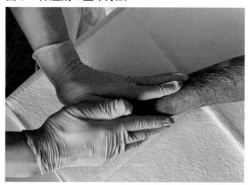

皮膚の摩擦が起こらないように毛の流れに沿って押さえるように塗布する。

方法での処置が困難なことが多く、皮弁のずれを助長することもあるため、市販のシリコーン系ドレッシング材などを勧めることが望ましい。

④創傷被覆材の交換

　1週間後、記載されていた矢印方向へ創傷被覆材を剥がした。皮弁は生着していたが、皮膚が覆われていない部位は上皮化していなかった（図6）。再びシリコーン系のウレタンフォームを貼布して、退院後は自宅で治癒を確認してもらうようにした。発生から2週間後、自宅で治癒が確認された（図7）。

2．再発予防指導

　主疾患の治療への意欲や理解もあることから、スキン-テアの早期治癒と今後の再発予防は本人の協力を得ることが可能と考えられた。そのため、新たな創傷発生予防のためのスキンケアと外力保護ケアについて説明した。

①スキンケア

　保湿については、低刺激性の伸びのよい

ローションタイプなどの保湿剤を1日2回塗布し、常に皮膚を滑らかに保つよう説明した。保湿剤は、皮膚の摩擦が起こらないように毛の流れに沿って押さえるように塗布し（図8）、創部のみでなく全身を保湿するよう指導した。また、冬季は特に乾燥しやすいため、室内の温湿度も調整するように注意を促した。入浴の際は、熱すぎるお湯は皮膚の乾燥を助長させることから、37～39℃程度の微温浴が望ましいことを伝えた。

図9　上肢の保護

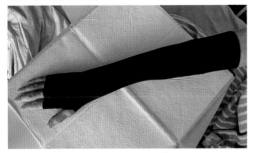

上肢の保護目的としてアームカバーを使用した。

②外力保護ケア

　浮腫があるときは皮膚の保護目的でアームカバーや長袖の衣服を着用するよう勧めた（**図9**）。また、自宅で医療用テープを使用する場合は、剥離刺激がやさしいテープの情報を提供した。

［ 治療の実際 ］

　2週間で治癒し、その後は自身でスキンケアと外力保護ケアに努め、以後再発は認めていない。

臨床Tips

　本症例でのスキン-テア発生の原因は、転倒による脆弱皮膚への外的刺激が原因であることから、転倒予防への環境調整が必要である。室内や住居の段差、整理整頓、足元灯の設置や履物への注意喚起などを実施する。また、視力低下への対処についても本人とともに検討する。

　加えて、加齢や糖尿病による皮膚の乾燥を予防するとともに、糖尿病のコントロールをきちんと行うことがスキン-テア発生予防や発生した場合の増悪予防につながることを説明する。再発予防には、「なぜスキン-テアが発生したのか」という原因を、本人だけでなく、家族や周囲の人にも理解してもらうことが重要である。さらに、スキン-テア発生に遭遇したときは、適切な処置とともにスキン-テアの発生リスクへの情報提供は不可欠となる。

引用文献

1.　日本創傷・オストミー・失禁管理学会編：ベストプラクティス スキン-テア（皮膚裂傷）の予防と管理．照林社，東京，2015．

2.　日本褥瘡学会編：平成30年度（2018年度）診療報酬・介護報酬改定 褥瘡関連項目に関する指針．照林社，東京，2018．

在宅褥瘡（ミニマムな検査で何を見抜くか）
：周囲に広範囲な皮膚炎を伴う重度褥瘡

木下幹雄

| POINT |

●医学検査が十分に行えないぶん、るい痩の程度や進行度、四肢拘縮の程度や浮腫の有無など身体所見を注意深く観察する

●少ない情報から評価するため、患者自体の評価に加えて治療環境の評価も大切である

●経済的な問題も考慮した介護力の調整、清潔管理、適切な福祉用具の選定を行う

症 例 提 示

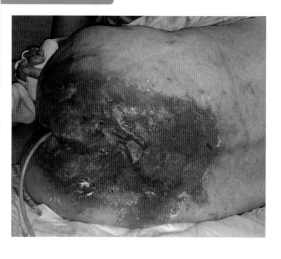

●80歳代、女性

●既往歴：認知症、廃用症候群、四肢拘縮著明

●服用薬：フロセミド（ラシックス®）20mg/日、ランソプラゾール（タケプロン®OD）15mg/日、メロキシカム（モービック®）10mg/日

●体重32kg

●現病歴：1年前より褥瘡が発生した。内科の訪問診療がすでに介入していたが、褥瘡の状態が次第に増悪していた

●局所からの排膿と熱感、悪臭が悪化したため、形成外科医による往診での介入となった

●局所管理：ウレタンマットレスを使用

●高齢の夫による老老介護

●排泄物はやわらかい便が常時排出、おむつにより回収されていた

●訪問看護の介入は2日に1回程度

●洗浄、拭き取り、亜鉛華単軟膏の塗布が行われていた

創の観察からわかることは、Ⅲ度以上の深い褥瘡は仙骨の中心部に1か所と、左の殿部にかけて数か所に分かれて散在している。周囲の発赤は皮膚炎に伴うびらんが主体であり、悪臭と排膿を認めることから軽度感染をきたしていることが想定された（**図1**）。

この症例は老老介護であり、訪問看護の介入回数も少なく十分なケアが行き届いていない可能性が想定された。長時間仰臥位に伴う蒸れと、排泄物による接触皮膚炎の可能性も想定された。適切な除圧、清潔の保持、栄養管理と外用薬の選択が改めて必要であると確認した。

また、褥瘡発生の原因と難治化の要因として以下のことが考えられた。

①**介護力不足**：老老介護のため家族での介入には限界があったが、適切な量の人的介護が配分されていなかった。ヘルパーによる身体的介助や訪問看護による頻回な処置が行われるべきであった。

②**不適切な福祉用具**：寝たきりの患者であったが、ウレタンマットレスが導入されているのみであった。エアマットレスや良好な体位を保持するためのクッション類の導入が不可欠であると考えられた。

③**清潔の管理不足**：①の介護力とも関連するが、創部周辺の清潔が十分に保たれておらず、排泄物や滲出液が長時間健常皮膚に接触している状態であった。適切な頻度でのおむつ交換と入浴サービスの手配が必要と考えられた。

④**低栄養**：採血上はアルブミン値の低下と軽度の貧血を認めた。栄養補助食品の導入や微量元素の投薬など必要な対処が欠けていたと考えられた。

⑤**局所外用薬の不適合**：周囲に接触皮膚炎と考えられる炎症が拡大していたが、亜鉛華単軟膏の外用が漫然と行われていた。創部の状態に応じて適切な外用薬へ適宜変更すべきであった。

図1　発生時創部の状態

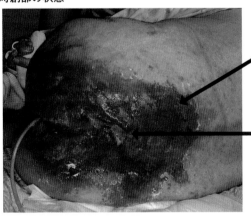

周囲皮膚炎
潰瘍周囲だけでなく広範囲に皮膚炎が波及している。排膿と悪臭があり、軽度の感染が認められる

深い褥瘡
仙骨の最突出部に皮下組織に至る深い潰瘍

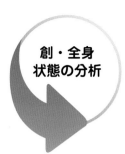

創・全身
状態の分析

在宅では評価のために得られる情報がきわめて少ないため、臨床経験や患者を診察した印象で評価することも少なくない。患者自体の評価も必要だが、治療環境の評価はもっと大切である。"木を見て森を見ず"にならないよう、気配りが重要である。

1. 全身状態の評価

在宅で行うことのできる医学的な検査は、採血、創部培養、日々のバイタルサイン程度であり、身体診察のほうが重要性が高い。患者の身体を直接評価できる能力を高めておく必要がある。

①血液データ

採血所見ではアルブミン2.6g/dLと低栄養が認められ、Hb10.1g/dLと軽度の貧血が確認された。そのほか、想定通りCRP4.88mg/dLと炎症状態の軽度上昇が認められ、好中球が81.9%と細菌感染を想定させる所見であった（**表1**）。

創部培養の結果、グラム陽性球菌が検出されMRSAと判明したが、菌量はそれほど多くなく、抗生物質も比較的効きやすいタイプであると判明した。創部から膿を採取できる場合には、必ず培養を提出し、感受性を評価しておくべきである（**表2**）。

表1　採血データ

検査項目	結果	
総蛋白（g/dL）	6.5	
アルブミン（g/dL）	2.6	L
CK（CPK）（U/L）	12	L
クレアチニン（mg/dL）	0.27	L
BNP CLIA法（pg/mL）	92.5	H
CRP定量（mg/dL）	4.88	H
赤血球数（万/μL）	342	L
白血球数（/μL）	5700	
Hb（g/dL）	10.1	L
Ht（%）	33.2	L
好中球（%）	81.9	H

低栄養・貧血
アルブミン値とヘモグロビン値は創治癒に直結するため注視する必要がある

炎症
CRPの上昇のみであれば炎症の存在を示唆するが、好中球の増加は細菌感染を疑う

表2　培養評価

材料	膿
グラム陰性桿菌	(−)
グラム陰性球菌	(−)
グラム陽性桿菌	(−)
グラム陽性球菌	(1＋)
酵母様真菌	(−)
S. aureus MRSA黄色ブドウ球菌（GPC）	(1＋)
ABK	S
TEIC	S
GM	R
MINO	S
EM	S
CLDM	S
VCM	S
ST	S
FOM	S
LVFX	R
LZD	S

グラム陽性球菌・MRSAを検出
グラム陽性球菌のみの検出であり、検出量も多くはない

感受性を確認
GM、LVFXに抵抗性を認めるが、比較的ほかの抗生剤には感受性があると判明

②身体所見

　在宅では検査があまりできないぶん、身体所見を注意深く観察する必要がある。るい痩の程度や進行度、四肢の拘縮の程度、浮腫の有無などから褥瘡の悪化要因について推察する。

　本症例においては両下肢の拘縮が強く（図2）、左踵にも軽度の褥瘡が発生していた。適切なポジショニングがとりにくい症例であった。四肢の浮腫は軽度であり、るい痩も強くなかった。

2．治療環境の評価

　病院での診療では自宅の治療環境を評価することは不可能であるが、実はこれが褥瘡治療において最も重要で難しい範囲である。

①福祉用具の評価

　患者のADLにより必要となる介護用具が

図2　四肢の拘縮

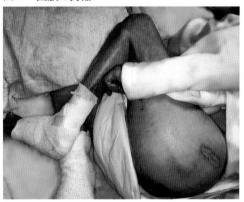

膝関節・股関節が屈曲・拘縮しており、伸展できない。

異なる。寝返りが打てない患者であれば、エアマットレスが不可欠となるが、端座位が取れる患者ではマットが変わってくる。車椅子に移乗できる患者であれば車椅子用のクッションが必要となり、つかまり立ちができるのであれば、家のキーポイントに手すりをつ

ける必要がある。患者のADLに合った福祉用具を適切に選択する。

②人的介護の必要度

家族の介護への協力具合によっても介入の必要性は変わってくる。処置が不可能であれば、看護師の介入の頻度を調整する必要がある。

③清潔の評価

おむつ交換や入浴はどの程度行うことができるか評価することも重要である。場合によって訪問入浴を導入する必要もあるため、ヘルパーをどの程度介入させるのかも検討する。

④経済的な問題など

介護保険や医療保険を使用したとしても、自費支払い分は生じてしまう。また、処置に必要な物品の購入などもできない可能性もある。介入初期に十分確認しておく必要がある。

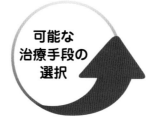

可能な治療手段の選択

1. 介護力の調整・清潔管理・適切な福祉用具の選定

介護力が不足しており、適切な処置が行われていないことが想定されたため、直ちに訪問看護特別指示書を作成し、看護師が毎日介入できる環境を整えた。特別指示書を発行すると、看護師は介護保険から医療保険に切り替わる。そのため、介護保険で余った点数でヘルパーの介入頻度を増やし、訪問入浴のサービスも導入することとした。また、寝たきり患者のADLにウレタンマットレスが適切でなかったため、自動体位交換機能付きのエアマットレスの導入を行った。

2. 栄養管理

経口栄養補助食品を用いて250kcalの栄養追加を行うと同時に、鉄剤の追加処方を行い、低栄養と貧血に対する治療を行った。

3. 局所治療の適正化

仰臥位に伴う蒸れの対策として、一時的に仰臥位を禁止し、排泄物による接触皮膚炎を想定し撥水機能を重視した亜鉛華単軟膏と抗炎症作用を期待したステロイド軟膏を混合し、外用薬として使用した。

[治療の実際]

清潔管理と適切なマットレスの選択、軟膏の抗炎症効果などの相乗効果が現れ、治療開始4日目には周囲の炎症が消退し、滲出液の量が一気に減少した（**図3A**）。2週間後には周囲のびらんが上皮化し、潰瘍が深い部分に集約している（**図3B**）。免荷がうまくいき、栄養補助食品の効果も出て、3か月後には肉芽の状態が良好となり、中心部も収縮した（**図3C**）。治療開始5か月後には治癒が得られている（**図3D**）。

在宅では、患者の治療を行うだけでなく、周辺の治療環境を整えることが特に重要である。在宅での褥瘡治療は多職種との連携や調整が不可欠であり、人間力を試される非常にやりがいのある仕事であると感じている。

図3　治療開始後の経過

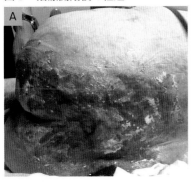

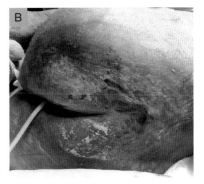

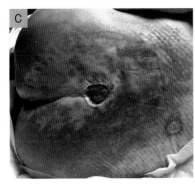

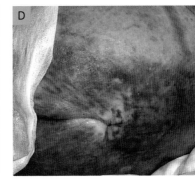

介護力の調整、清潔の保持、適切なマットレスへの変更、外用薬の適正化、栄養管理などがうまく連鎖し、周囲の炎症はすみやかに消退した。深い中心部への上皮化も順調に進んだ。

臨床Tips

1．情報の少ない在宅で、潰瘍をどう評価するか
● 創傷を管理するための介護力が十分かどうかを把握することが最優先である。
● 深い褥瘡は仙骨の直上にあるのみでポケット形成がなく、ずれの影響が少ない。
● 皮膚炎は広がりがあり、褥瘡よりは排泄物や蒸れの影響を疑う。

2．採血の評価
● 栄養状態が十分でない場合、アルブミン値とヘモグロビン値は同時に低下する場合が多い。そのため、数値を評価して栄養付加の方法を検討したり、鉄剤・亜鉛の処方などを考慮する。

● 褥瘡治療において炎症所見の推移は重要である。細菌感染が著明な場合は、局所抗菌薬や抗生物質の全身投与なども考慮する必要がある。

3．身体所見の評価
①るい痩
　骨突出は褥瘡のリスクに含まれており、栄養状態とも関連する。進行性の場合には栄養管理の再評価が必要となる。

②関節拘縮
　関節拘縮も褥瘡のリスクとなる。予防が重要であり、早期よりリハビリテーションを導入する必要がある。

索　引

創傷の見かた・全身状態の診かた
創傷治療・ケアのストラテジー

2022年3月5日　第1版第1刷発行

編　著　松村　一、溝上祐子
発行者　有賀　洋文
発行所　株式会社　照林社
　　　　〒112-0002
　　　　東京都文京区小石川2丁目3-23
　　　　電話　03-3815-4921（編集）
　　　　　　　03-5689-7377（営業）
　　　　https://www.shorinsha.co.jp/
印刷所　共同印刷株式会社

検印省略（定価はカバーに表示してあります）
ISBN978-4-7965-2552-7
©Hajime Matsumura, Yuko Mizokami/2022/Printed in Japan